临床麻醉应用指南

彭　粤　龚海霞　黄　坚
汪　洋　覃之人　朱龙泉　主编

上海科学技术文献出版社
Shanghai Scientific and Technological Literature Press

图书在版编目(CIP)数据

临床麻醉应用指南 / 彭粤等主编. — 上海 : 上海科学技术文献出版社, 2025. — ISBN 978-7-5439-9378-5

Ⅰ. R614

中国国家版本馆 CIP 数据核字第 2025QG5457 号

责任编辑：付婷婷
封面设计：崔爱红

临床麻醉应用指南
LINCHUANG MAZUI YINGYONG ZHINAN
彭　粤　龚海霞　黄　坚　汪　洋　覃之人　朱龙泉　主编
出版发行：上海科学技术文献出版社
地　　址：上海市淮海中路 1329 号 4 楼
邮政编码：200031
经　　销：全国新华书店
印　　刷：北京兰星球彩色印刷有限公司
开　　本：787mm×1092mm　1/16
印　　张：8
字　　数：192 000
版　　次：2025 年 5 月第 1 版　2025 年 5 月第 1 次印刷
书　　号：ISBN 978-7-5439-9378-5
定　　价：98.00 元
http://www.sstlp.com

《临床麻醉应用指南》
编委会

主　编　彭　粤　龚海霞　黄　坚　汪　洋
覃之人　朱龙泉

副主编　张永红　彭先兰　邹龙河　吴　成
李家祥　胡锦钰　孔令荣　唐若皓
曾　金　钟利梅　周其富　姚圣杰
陈梅珠　张　磊　谢芳华

编　委　（以姓氏笔画为序）
孔令荣　重庆市垫江县人民医院
朱龙泉　江西省鄱阳县人民医院
许式恒　浙江省天台县人民医院
李　玲　河北雄安新区容城县中医医院
李家祥　苏州瑞华骨科医院
吴　成　四川省合江县人民医院
邹龙河　常宁市中医医院麻醉科
汪　洋　杭州市临平区妇幼保健院
张　英　四川省富顺县中医医院
张　磊　天津市北辰区中医医院
张永红　重庆市黔江中心医院
陈梅珠　海口市人民医院
周其富　浙江省绍兴市人民医院
胡锦钰　揭阳市人民医院
钟利梅　自贡市第一人民医院
姚圣杰　浙江萧山医院
唐若皓　重庆市九龙坡区人民医院
黄　坚　南昌大学第一附属医院
龚海霞　南昌大学第一附属医院
彭　粤　中山大学附属第八医院(深圳福田)
彭先兰　重庆市九龙坡区人民医院
覃之人　北海市人民医院
曾　金　广西科技大学第一附属医院
谢芳华　浙江萧山医院

前　言

麻醉学是临床医学的重要组成部分，麻醉科是体现医院综合实力的重要临床专科，其工作范围与领域不断地扩展，基础理论和专业知识日渐充实完善，不仅对手术科室的发展起着促进和保障作用，更是医院良性运转和危重患者救治的重要学科，在医院工作中具有独特的地位。

由于近年麻醉学科日新月异的发展，使手术适应证不断得以拓展，医学科技的发展，促进了麻醉学基础、麻醉药物、麻醉方法的进步，各类新型麻醉药物、麻醉方法、麻醉技术及相关器械等层出不穷，这就要求麻醉科医务人员必须不断学习及丰富临床经验，掌握最新的技术方法，以便更好地帮助患者减轻术中痛苦。

本书系统地介绍了麻醉基础知识、麻醉基本操作、麻醉期间管理及各种手术或特殊病情的麻醉处理等相关知识。本书具有较强的实用性，内容简明、实用、重点突出、条理清楚，并且突出了理论与实践、基础与临床、临床麻醉与监测治疗相结合的特点，可供临床一线的麻醉工作者和麻醉专业学生阅读参考，希望读者能从书中有所获益，提高对基础麻醉和临床麻醉处理的理解。

麻醉学涉及内容广泛，随着科技的进步，其研究领域的发展日新月异，加之作者水平和经验有限，故书中难免疏漏或不足之处，恳请广大读者及医务工作者批评指正，以期再版时予以改进、提高，使之逐步完善。

编　者

2024 年 10 月

目 录

第一章　麻醉监护

第一节　心电监护

心电监护是临床上应用最为广泛的病情监护方法，是指用心电监护仪对被监护者进行持续不间断的心电功能监测，通过心电监护仪反映心肌电活动的变化。早期，为了连续监测患者的心电，出现了由心电示波、心率计和心电记录器构成的最基本的心电监护仪。随着医学的发展，急危重症患者的监护水平不断提高，加之电子及计算机技术等在医疗仪器设备中的应用，又产生了多导心电、呼吸、温度、血压以及血氧饱和度等多参数的监护仪。目前，心电监护普遍采用床旁监护仪发送的心电波形和数字形式获取相关信息。床旁监护系统是通过导联线与机体相关部位的电极片连接获取心电信号，再经电模块将其放大，进行有关处理。除心电信号外，床旁监护系统可配备其他模块，获取多种监测信息。

一、心电导联的连接

心电电极多采用一次性液柱型电极（银-氯化银电极嵌入含浸渍导电糊泡沫塑料的杯形合成树脂），在丙苯酮或乙醚混合液清洁皮肤后，贴于相应位置。目前，基本上采用 5 个电极，具体放置部位如下：右上为红色（RA）——胸骨右缘锁骨中线第 1 肋间；右下为黑色（RL）——右锁骨中线剑突水平处；中间为褐色（C）——胸骨左缘第 4 肋间；左上为黄色（LA）——胸骨左缘锁骨中线第 1 肋间；左下为白色（LL）——左锁骨中线剑突水平处。通过电极放置的位置可模拟心电图导联检查效果，以便对监测结果进行合理分析。如两侧锁骨下与两侧锁骨中线第 7 肋间可模拟标准导联；两侧锁骨下和胸骨中侧第 4 肋间可模拟 V_1 导联；两侧锁骨下和左锁骨中线第 5 肋间可模拟 V_5 导联。此外，临床上可根据不同情况只放置 3 个电极也可达到监测目的，如只放置 RA、RL、LA 电极。

二、心电监护指标及目的

心电监护的主要指标包括：心率和心律、QRS 波形、有无 P 波与 P 波形态、振幅及间期、P-R 间期、Q-T 间期、R-R 间期、T 波形态以及有无异常波形出现等。通过对上述指标的监测要达到及时发现致命性与潜在致命性心律失常、可能影响血流动力学的过缓或心动过速以及心肌缺血的 ST 段和 T 波的改变的目的。致命性快速心律失常包括心室颤动、心室扑动、持续性室性心动过速,以及心房颤动且心室率超过 220 次/min 者等,其常见病因包括呼吸疾病并发急性心肌梗死、冠心病心肌缺血急性发作及其他严重心脏病。致命性心律失常包括长时间心脏停顿或心室停顿及高血钾所致的严重缓慢心律失常等,以及其他心脏病患者如急性心肌梗死、心肌炎及心包压塞。常见呼吸系统疾病的病因有呼吸衰竭、气道梗阻、肺动脉栓塞等。心肌缺血的监测常需要将心电电极模拟 V_5 导联位置,而无关电极分别放置于肋骨柄和右腋前线第 5 肋间。心肌缺血监测的目的为发现无症状性心肌缺血与确诊有症状的心肌缺血发作、监测持续心肌缺血状态发展动向、心肌缺血治疗效果监测等。

三、监护的原理

心电监护的基本过程是在导联线电极上获取的心电信息经心电模块将其放大,进行有关处理。心电模块主要包括导联选择、生物放大器、心率计、信号处理等部分组成。心电信号通过导联线上的电极获取。

导联选择不同电极间的电位进行测量。而人体体表的心电信号幅度只有 1 mV 左右,必须将其放大 1 000 倍以上才能通过监视器显示和记录器记录,因此,心电放大器是一个高增益、高输入阻抗的放大器。

四、操作程序

使用心电监护仪必须掌握正确的操作流程,以确保监护仪的正常运转和使用寿命。目前临床上使用的综合心电监护仪的操作程序基本相似。

(1)物品准备:主要有心电监护仪机器及其配件,如导联线、血氧监测线与探头、电极贴、生理盐水、棉球、配套血压测量袖带等。

(2)患者准备:将患者取舒适体位,如平卧或半卧位。解释监护的需要与目的,擦拭清洁导联粘贴部位。

(3)接通心电监护仪:连接电源,打开主机,待机器自检结束后,调试仪器至功能监测状态并根据需要调试报警范围。

(4)连接电极:贴电极片,连接心电图导联线,如电极与导线连接为按扣式,应先将电极与导线连接后贴于相应部位。

(5)连接袖带:将袖带绑至肘窝上 3～6 cm 处,松紧以插入两手指为宜。连接测量血压的导线。

(6)监测指标并记录。

五、注意事项

(1)心电监测的效果受多种因素的影响,其中最重要的是电极粘贴是否稳妥。为保证监测质量,对胸部皮肤须进行剃毛处理或用细砂纸轻轻摩擦皮肤,再放置电极。一般每 60～72 h 更换一次电极片。

(2)监测时要注意患者体位改变或活动会对监测结果的影响,心电示波可出现不规则曲线,呈现出伪心律或心律。因此,对监测结果要进行综合分析,必要时,听诊心音进行对比,以确定监测结果的真伪。

(3)使用胸前心电监护导联时，若存在规则的心房活动，则应选择 P 波显示较好的导联。QRS 振幅应>0.5 mV，以便能触发心率计数。如除颤时放置电极板，必须暴露出患者的心前区。心电监护只是为了监测心率、心律变化，若需分析 ST 段异常或更详细地观察心电图变化，应做常规 12 导联心电图。

第二节　动脉血压监护

一、基本概念

(一)血压

血管内血液对血管壁的侧压力为血压。测压时以大气压为准，用血压高于大气压的数值表示血压的高度，通常用 mmHg、kPa 为单位来表示。产生血压的重要因素是心血管系统内有血液充盈和心脏的射血力量。

(二)动脉压

动脉压是器官组织灌注的一个极好的生理和临床指标，适度有效的器官组织灌注对生存必不可少。动脉压的高低取决于心排量和血管阻力。其相互间的关系可用公式表达：平均动脉压－中心静脉压＝心排量×外周血管阻力。动脉压在一个心动周期中可能随着心室的收缩与舒张而发生规律性的波动。心室收缩时，动脉压升高，当达到最高值时称为收缩压；心室舒张时，动脉压下降，当降至最低时，为舒张压。收缩压与舒张压的差值称为脉压，一个心动周期中每一瞬间动脉血压的平均值，被称为平均动脉压。需注意平均动脉压不是收缩压与舒张压之和的一半，而是更接近于舒张压。

(三)正常值

正常人血压会受多方面因素的影响。WHO 将血压分为“理想血压”“正常血压”“正常高压”等。血压的数值可随年龄、性别及其他生理情况而变化：年龄增高，动脉血压逐年增高，收缩压的升高比舒张压的升高明显；男性比女性高，女性在更年期以后有明显的升高；体力劳动或情绪激动时血压可暂时升高。

(四)动脉压波形

正常血压波形可分为两相，即收缩相和舒张相。收缩相是指主动脉瓣开放和快速射血到主动脉时所形成的波形，此动脉波形显示急骤上升至顶峰，随后血流经主动脉到周围动脉，压力下降，主动脉瓣关闭，在动脉波下降支斜坡上出现切迹，称为重搏切迹。舒张相是从主动脉瓣关闭直至下一次收缩开始，动脉压波形逐渐下降至基线。舒张相最低点是舒张压。

二、监测方法与原理

目前，临床常用的监测血压方法有两大类。一类是无创测量法，即指袖带式自动间接动脉血压监测法。其原理来自传统的人工听诊气袖法，不同的是在判别收缩压和舒张压时是通过检测气带内气压的搏动实现的。另一类是有创测量法，即指在动脉内置管进行动脉血压连续监测的直接动脉血压监测法，其原理是使用一般的弹簧压表，但仅能测出平均动脉压，而使用电子压力换能器监测仪，则可测出动脉收缩压、舒张压，还可测得压力波形，且记录一次心动周期的压力波形的变化。两类监测血压法各有优点和不足。

直接动脉压监测法的主要优点是：①可连续监测收缩压、舒张压和平均动脉压，并将其数值及波形实时显示在监护仪荧光屏上，及时准确地反映患者血压动态变化。②有助于根据动脉血压的变化判断体内血容量、心肌收缩力、外周阻力以及有无心脏压塞等病情变化。③可以弥补由于袖带监测血压而导致血压测不出或测量不准确的弊端，直接反映动脉血压的实际水平。④可通过动脉置管采集各种动脉血标本，以免除因反复动脉穿刺给患者带来的痛苦。

无创血压监测法操作较有创监测法安全、简单、易于操作，可直接避免有创监测时置管所出现的血栓形成或感染等危险。一般来说，在危重症患者的急救过程中多采用有创监测法，但随病情缓解应尽早改为无创监测法，以减少各种并发症的发生。

三、影响因素

影响动脉血压的因素很多，如每搏心排血量、心率、外周阻力、动脉管壁的弹性及循环血量等。

这些因素相互关联、相互影响，如心率影响心室充盈和每搏心排血量的某些变化，心排血量的改变必伴有血流速度和外周阻力的变化。另外，神经体液因素调节下的心排血量的变化往往会引起外周阻力的变化。临床实际中，遇到具体情况，必须结合患者的血流动力学指标的改变，综合各种因素全面分析和判断。

四、临床意义

动脉血压是衡量机体生理功能的一项重要指标，无论动脉血压过低或过高都可对机体各脏器功能的相对稳定产生十分不利的影响。通过对动脉血压的监测可推算其他心血管参数，如每搏心排血量、心肌收缩力、全身循环阻力等。观察血压波形还可对患者的循环状况进行粗略估计。波形高尖见于高血压、动脉硬化及应用升压药和增强心肌收缩力的药物影响等情况。波形低钝见于低心排综合征、低血压休克和心律失常以及药物影响等情况。

五、注意事项

（一）保持测压管通畅，防止血栓形成

（1）定时监测血压通畅情况，随时注意通路、连接管等各个环节是否折曲、受压，定时冲洗管路。

（2）保持三通管正确的方向，测量时开通三通管，并以肝素盐水持续冲洗测压管。

（3）抽取动脉血后或闭管前必须立即用肝素盐水进行快速正压封管，以防凝血阻管。

（4）管路中如有阻塞，应及时抽出血凝块，切勿将血块推入，以防动脉血栓形成。

（5）在病情平稳后应及时考虑拔出置管，改为无创血压监测，以防并发症出现。

（6）保持各接头连接紧密，防止渗漏。

（二）防止感染

(1)严格执行无菌操作，每天消毒穿刺部位，并至少每 24 h 更换一次透明贴膜。

(2)每次经测压管抽取动脉血标本时，均应以碘酒、酒精消毒接头处。

(3)各接头及整个管路应保持严格封闭及无菌状态。

（三）防止空气栓塞

在操作过程中，严格控制空气进入管路，防止空气栓塞。

（四）预防并发症

常见并发症可有远端肢体缺血、局部出血、感染和测压管脱出。

1.远端肢体缺血

引起远端肢体缺血的主要原因是血栓形成、血管痉挛及局部长时间包扎过紧等。预防办法有：①置管前要判断肢端动脉是否有缺血症状。②穿刺血管时，动作要轻柔稳准，穿刺针选择要粗细得当，避免反复穿刺损伤血管。③固定肢体勿过紧，防止影响血液循环。

2.局部出血

穿刺后要密切观察局部出血情况，对应用抗凝药或有出血倾向者要增加压迫止血的时间，至少 5 min。穿刺局部应用宽胶布加压覆盖，必要时加沙袋压迫止血。如有血液渗出要及时清除，以免影响对再次出血情况的观察。

3.感染

动脉置管可发生局部或全身感染。一旦发生全身感染，多由血源性感染所致，后果严重。因此，置管期间应严密观察体温变化，如出现高热、寒战，应及时查找原因；如发现穿刺部位出现红、肿或有分泌物形成，应加强换药，并取分泌物进行细菌培养，以协助诊断，合理选择抗生素。置管期间一旦发生感染应立即拔管，并将测压管末端无菌封闭送做细菌培养。

4.测压管脱出

置管期间，穿刺针及管路要固定稳妥，防止翻身等操作时将管拉出。对躁动患者要采取保护措施，必要时将患者手包紧，防止患者不慎将管拔出，一旦发生管路脱出，切忌将管送回以防感染。

第三节 血氧饱和度监护

血氧饱和度(SaO_2)是指血氧含量与血红蛋白完全氧合的氧容量之比。即 SaO_2＝动脉血实际结合氧/动脉血氧结合饱和时含氧量×100%。临床上常用的 SaO_2 监测仪，是通过无创的红外线探头监测患者指（趾）端小动脉搏动时的氧合血红蛋白的百分数而获得经皮 SaO_2。SaO_2 正常范围为 94%～100%。

一、测定方法

经皮血氧饱和度的探头有两种。一种是指夹式，探头由夹子式构成，一面发射红光，一面接收。适用于成人及儿童。另一种是粘贴式，由两个薄片构成，可分别粘在患者指或趾两侧，适用于新生儿和早产儿，因儿童的指或趾较小且细嫩，用指夹式探头夹不住，即便夹住也容易压伤指或趾。

二、测定原理

（一）分光光度测定法

将红外线探头放置于患者指（趾）端等适当的位置，根据血红蛋白和氧合血红蛋白对光吸收特性不同的特点，利用发光二极管发射出红外光和红外线穿过身体适当部位的性质，用可以穿透血液的红光（波长 660 nm）和红外线（940 nm）分别照射组织（指或趾），并以光敏二极管接受照射后的光信号，为了排除动脉血管以外其他组织的影响，只取搏动的信号，经计算机采样分析处理氧合血红蛋白占总血红蛋白的百分数，最终显示在监视器上。但如果无脉搏，则不能进行测量。

（二）容积测定法

正常生理情况下，毛细血管和静脉均无搏动，仅有小动脉有搏动。入射光线通过手指时，在心脏收缩期，手指血容量增多，光吸收量最大；反之，在心脏舒张期，光吸收量最小。因此，光吸收量的变化反映了组织血容量的变化。此种方法只测定搏动性血容量，而不受毛细血管和静脉影响，也与肤色和皮肤张力无关。

三、临床意义

（一）提供低氧血症的监测指标，指导氧疗

监测指尖脉氧饱和度（SpO_2）方法简单、便捷、安全，通过监测所得的 SpO_2 指标，可以及时发现危重症患者的低氧血症及其程度，指导选择和调节合理氧疗方式，改善低氧血症，避免或减少氧中毒的发生。

（二）提供应用机械通气治疗的依据，指导通气参数的调整

监测能帮助确定危重症患者实施机械通气治疗的时机，并在机械通气过程中，与其他指标相结合，对机械通气选择的通气模式、给氧浓度等参数进行调整，还可为撤机和拔除气管插管提供参考依据。

（三）提供心率监测

有些监护仪在测量血氧饱和度的同时还可以通过其血氧饱和度模块获取心率参数，其原理是通过末梢血管的脉动波计算出心率。此优点保证了心电图受干扰时心率测量的准确性，临床上应用较为方便。

四、影响因素

血氧饱和度的监测结果会受很多因素影响，如患者脉搏的强弱、血红蛋白的质和量、皮肤和指甲状态、患者血流动力学变化等。患者烦躁不安会导致测量结果不准，在使用时应固定好探头，尽量使患者安静，以免报警及不显示结果。因探头为红线及红外线，所以照蓝光的新生儿应将探头覆盖，避免直接照射，损伤探头。严重低血压、休克、体温过低或使用血管活性药物，以及

血红蛋白水平较高时均可影响测量结果，应结合患者病情综合判断指标的准确性，防止影响病情的治疗和诊断。极高的环境光照也会影响测量结果，使用时，应尽量避免。

有研究表明，对于那些存在外周血管痉挛或因外界寒冷刺激诱导的外周低灌流时，采取额贴监测血氧饱和度比指尖的监测更有优势。

五、监护

(1)血氧饱和度的监测应排除各种干扰因素，尤其应注意人为因素，如探头放置位置、吸痰后的影响、肢端的温度等。

(2)要对监测探头进行维护和保养，防止导线断折。

(3)监测时，探头红外线射出面应直对手指(趾)甲床侧，指尖放置深度合适，以防检测结果不准确。

(4)发现监测结果持续下降低于 94%时，应及时查找分析原因，排除非病情变化因素后，仍不缓解，应立即采取措施。不宜在测血压的同侧指尖监测血氧饱和度，以免影响监测结果。

(5)通过血氧饱和度监测结果可以粗略评估动脉血氧分压水平，以便及时判断病情变化，即当 SaO_2＞90%时，相当于 PaO_2＞7.98 kPa(60 mmHg)；当 SaO_2 为 80%～90%时，相当于 PaO_2 5.32～7.98 kPa(40～60 mmHg)；当 SaO_2＜80%时，相当于 PaO_2＜5.32 kPa(40 mmHg)。

第四节　中心静脉压监护

中心静脉压(central venous pressure，CVP)是指右心房、上下腔静脉近右心房处的压力，主要反映右心的前负荷，正常值为 5～12 cmH_2O。通过对中心静脉压的变化进行监测，有助于判断体内血容量、静脉回心血量、右心室充盈压或心功能状态，对指导临床静脉补液及利尿药的应用有着极其重要的意义，是重危患者的重要监测指标。

一、测量方法

CVP 测量通常采用开放式测量方法。此法通过颈外静脉、颈内静脉或锁骨下动脉至上腔静脉，或者通过股静脉至下腔静脉进行测量，其中上腔静脉较下腔静脉测量准确。测量时，将测压管的一端保持与大气相通的状态。另外，还有一种方法为闭合式测量，即整个测量过程保持闭合状态，不与大气相通，而通过压力传感器与压力监测仪相连接进行测量。右心漂浮导管也可直接测得中心静脉压。开放式测压的具体要求如下。

(一)物品准备

监护仪、监测 CVP 的测压管件一套、三通管、刻度尺、肝素盐水、延长管以及无菌消毒用物。

(二)患者准备

向患者做好解释，以取得配合。取平卧位，上腔静脉测压时要将上肢外展 30°～45°，定位零点为基准点，即平卧时，右心房在腋下的水平投影平面，一般定为平腋中线第 4 肋间处。

（三）监测压力

CVP 监测分连续监测和间断监测。连续测量时需备综合监护仪与中心静脉压测压管一套。间断测量为每次连接测量后取下测压管。CVP 监测有两种方法，一种是间断手动人工测量方法，另一种是连续仪器测量方法。具体操作方法如下。

1.间断手动人工测量方法

(1)将生理盐水冲入一次性延长管，三通管与接中心静脉置管的输液器相连，排尽管道内气体后备用。

(2)将三通管开向一次性延长管侧，开放一次性延长管远端，保持垂直位，观察延长管内生理盐水下降幅度，当水柱保持不动时，从基点起测量水柱高度，即为中心静脉压测量值。

(3)测量后关闭三通管与延长管的连接，开放输液器端。

2.连续仪器测量方法

(1)经锁骨下静脉或颈内静脉将中心静脉导管置入上腔静脉靠近右心房处。

(2)导管末端通过延长管接三通接头，与测压鼓、压力换能器和监护仪相连，三通接头的另一端开口连接输液器。

(3)测压时，使压力换能器与患者的右心房同一水平（平卧位时，平腋中线水平），压力换能器校零。

(4)关闭输液器，使中心静脉导管与压力换能器相通；监护仪上可自动显示压力波形和数值。

(5)测压结束时将压力的换能器端关闭，输液器端与中心静脉导管连通，开始输液。

二、影响因素与临床意义

中心静脉压力来源于 4 种压力成分。

(1)静脉毛细血管压。

(2)右心房充盈压。

(3)作用静脉外壁的压力，即静脉收缩压和张力。

(4)静脉内壁压，即静脉内血容量。

因此，中心静脉压的高低与血容量、静脉张力和右心功能有关。中心静脉压升高，见于右心及全心功能衰竭、房颤、肺栓塞、气管痉挛、输血补液过量、纵隔压迫、张力性气胸、各种慢性肺疾病、心脏压塞、血胸、应用血管收缩药物和患者躁动等情况时。中心静脉压下降常见于失血或脱水引起的血容量不足；也可见于周围血管扩张，如应用扩张血管药物及麻醉过深等。

机械通气的患者也可影响中心静脉压，但不同的通气模式对 CVP 的影响程度不同。平均气道压越高，对循环的影响越大，两者成正相关。近年来，已有相关研究显示呼气末正压(positive end-expiratory pressure，PEEP)、PEEP＋PSV、SIMV、IPPV 等通气模式对 CVP 影响较大，尤其是在低血容量时影响更为显著。

三、监护

（一）防止测压管阻塞

测压通路需持续静脉滴注生理盐水，或测压后用肝素盐水正压封管。如停止生理连续点滴应定时进行常规封管，每天 3 次。如发现测压通路内冲入较多血液，应随时进行再次封管，以防有血凝块阻塞。

(二)保持测压准确性

每次测压前均要重新校对测量零点，因患者可能随时发生体位的变动。测压时，应先排尽测压管中的气泡，防止气体进入静脉造成气栓或影响测量的准确性。测压应在患者平静状态下进行，患者咳嗽、腹胀、烦躁或机械通气应用 PEEP 均可影响测量结果的准确性。因此，如有上述症状，可先给予处理，待平静 10～15 min 后再行测压。如应用呼吸机治疗，当测压管中水柱下降至基本静止状态时，可暂时断开气管插管与呼吸机的连接，水柱再次静止时，即为静脉压。但对于无自主呼吸的患者要慎重行事。

(三)排除干扰因素

测压过程中，测压管中的液面波动最初可快速下降，当接近静脉压时，水柱液面随呼吸上下波动，且越来越微弱，下降速度也会越来越缓慢，直到静止不动即为静脉压高度。但须注意此时应首先排除测压管阻塞或不够通畅因素，原因可能为静脉导管堵塞、受压或尖端顶于血管壁或管道漏液等。测压时，应禁止同时输入药物，特别是血管活性药物，防止药液输入太快，发生意外。

(四)严格无菌操作

每天消毒穿刺点、更换透明敷贴，每天更换输液管和测压管。测压或换管时必须严格消毒各个连接部位。一旦发现感染征象或排除其他原因的高热不退，应及时拔出导管，并剪下导管近心端 2～3 cm 行细菌培养。如穿刺部位出现发红等感染情况，应禁止用透明胶布，改用棉质纱布，以透气、干燥创面，并增加换药次数。

(五)按需测量

测量中心静脉压的频次应随病情而定，切忌过于频繁。测量后准确记录，异常改变要随时报告医生给予处理。

(六)确保机械通气状态下测量数值的准确性

在机械通气过程中，为避免气道压力、循环血容量、通气模式及测量过程脱机等因素对 CVP 的影响，可对机械通气时需测量 CVP 的患者应用回归方程进行计算，所测得的值与患者实际 CVP 无显著差异，且方法安全、简便。但对肺顺应性差的患者，在用此回归方程时所得脱机后的 CVP 值比实际脱机所测的 CVP 稍低。其回归方程为：$y-0.98x-1.27$ 和 $y-0.86x-1.33$（y 和 x 分别为脱机前后的 CVP 值）。只要将测得的患者上机时的 CVP 代入上述回归方程，即可计算出脱机后的 CVP 值。

(七)妥善固定管道

除静脉穿刺点及管道须用透明胶布固定外，还应在距穿刺点 5 cm 处，加固胶布。固定部位应避免关节及凹陷处。对清醒患者应做好解释，取得配合；对躁动患者应给予适当束缚，防止牵拉或误拔导管。在保证测压管道系统密闭及通畅的同时，还应防止管道受压扭曲、接头松动或脱落。

第五节 基本呼吸功能监护

对于病情较轻的患者，一般只需进行常规的临床监测就已足够，而对于危重患者以及机械通气治疗的患者，给予呼吸功能的监测是必要的。

呼吸功能的监测项目很多，从测定呼吸生理功能的性质分为肺容量、通气功能、换气功能、呼吸动力功能、小气道功能监测等。不同监测指标对于诊断与治疗的意义各有侧重，实际工作中不可能同时对所有项目进行监测，临床上应根据情况灵活运用。下面简单介绍一些临床常用的监测指标。

一、潮气量(VT)

潮气量是指静息状态下，每呼或吸一次的气流量。成人潮气量为 8～10 mL/kg。若＜5 mL/kg，即需要辅助呼吸。潮气量与呼吸频率呈负相关。对使用呼吸机治疗者，亦可由附设的通气量表上测知潮气量。应当指出的是，呼吸机附设的气流量表位于呼出气的一侧，故实际测定的不是吸入气量，而是呼出气量。一般情况下，吸入气量稍多于呼出气量，因而所测值比实际潮气量略小。潮气量增大多见于中枢神经系统疾病及酸中毒等；潮气量减少多见于间质性肺炎、肺纤维化、肺梗死、肺瘀血和肺水肿等。

二、无效腔量(VD)

无效腔量指有通气，但无血流灌注，故未能进行气体交换的气量。一般无效腔是指生理无效腔，由解剖无效腔和肺泡无效腔两部分组成。解剖无效腔指从鼻开始直到终末细支气管这一段气道的气量，又称解剖无效腔，正常人约为 150 mL；肺泡无效腔指有气体灌注但无血流的肺泡气量。临床上一般测定 VD/VT 值，即生理无效腔在潮气量中所占的百分比。VD/VT 值可采用气囊集气法通过计算获得，亦可从呼吸机附件中直接获得，正常成人 VD/VT 值＜30％。超过此值提示生理无效腔增大，亦即发生了肺泡无效腔，见于肺血管痉挛、血栓和严重的通气、血流不匀。

三、肺泡通气量(VA)

肺泡通气量是指每次呼吸时，进入肺泡或由肺泡呼出的气量，是潮气量中进行气体交换的部分，正常成人为 300～350 mL。潮气量、无效腔量及肺泡通气量间的关系表现为：潮气量＝无效腔量＋肺泡通气量。因此，潮气量减少，肺泡通气量必然减少；无效腔量加大，潮气量必然减少；肺泡通气量减小，无效腔量必然增大。临床上若潮气量下降到接近无效腔量，则肺泡通气量必接近于零。如此，患者虽有呼吸，但实际上却无任何气体交换。若不迅速加大潮气量，必将造成缺氧死亡。对无效腔量已增大的患者不宜进行气管插管，最好采用气管切开，以免进一步加大无效腔。

四、吸气、呼气压力测定

这是反映呼吸肌肌力的指标。正在接受呼吸机治疗的患者，可从呼吸机上测出此项数值，吸气负压最大为－6.86～－12.74 kPa，呼气压可达 19.6 kPa。肺活量为 15 mL/kg 时，吸气负压需－2.45 kPa。若患者吸气负压低于此值则需给予辅助呼吸。呼气压反映患者咳嗽能力。吸气、呼气压力测定是呼吸肌是否衰竭的可靠指标。

五、吸气驱动力监测

吸气驱动力监测包括以下三个指标。

(1)$P_{0.1}$指在一受阻气道中，吸气开始后 0.1 s 时的气道内压。此值过高，常表示吸气力不足或患者肺部尚存在严重疾患，此时脱机往往失败。

(2)平均吸气流速(V_T/V_I，V_I为吸气时间)：表示单位时间内吸、呼时的气体量，此指标往往受气道阻力的影响。

(3)分数吸气时间即 T_I/总呼吸时间。

以上三个指标是对吸气、呼气驱动进行监测的有用指标。

六、顺应性监测

顺应性指单位压力变化造成的肺容量改变，肺、胸廓静态顺应性在患者使用呼吸机而无自主呼吸的条件下测得。动态顺应性可以呼吸机取得的数据计算获得，若动态顺应性下降幅度超过肺、胸廓静态顺应性下降幅度，则提示气道阻力增大，如支气管痉挛、痰液阻塞、气管内插管扭曲或气流流速过快等。

七、换气功能

换气功能是指肺泡内气体与肺毛细血管内血液中气体交换过程，常用的监测指标除血气分析外，尚包括 PaO_2/FiO_2、肺泡-动脉氧分压差($P_{A-a}O_2$)、呼吸指数($P_{A-a}O_2/PaO_2$)及肺内分流(Q_S/Q_I)等多种。

(1)PaO_2/FiO_2即动脉血氧分压与吸入氧浓度之比。肺脏正常时，吸入的氧浓度越高，PaO_2亦越高，若吸入氧浓度增高，而 PaO_2未能达到相应高度，即表明肺的换气功能受到损害。

(2)肺泡-动脉氧分压差($P_{A-a}O_2$)是评定肺换气功能的指标，正常情况下，肺内可有一定的分流，因而肺泡氧分压不等于动脉氧分压，在病理情况下 $P_{A-a}O_2$受肺内分流、通气-血流比值异常及弥散功能障碍等多因素的影响，临床上常常结合具体情况予以判断。

(3)呼吸指数($RI=P_{A-a}O_2/PaO_2$)：此指数亦反映氧合能力。即使 FiO_2不同，患者之间仍可以进行比较，RI 越大，预后越差。

(4)肺内分流(Q_s/Q_t)：计算 Q_s/Q_t是判断肺内分流程度最准确的指标。不足之处是需要插入肺动脉导管，取混合静脉血标本(同时取动肺血标本)进行血气分析及计算，属于有创监测，其正常值为 3%～5%。

第六节　呼吸机临床监护

呼吸机机械通气与自主呼吸不尽相同，对生理功能的影响有积极和消极双重作用。因而呼吸机治疗期间呼吸、循环等脏器功能的监测，对于评价机械通气的治疗效果，进行呼吸机的合理调节和预防并发症的发生具有重要的意义。应用呼吸机治疗的患者，多为神志模糊或昏迷的呼吸衰竭患者，生活不能自理、语言表达障碍、并发症多，病情变化大且迅速，这些使护理工作显得尤为重要。

一、机械通气对生理功能的影响

由于机械通气与自发呼吸不同，这对呼吸、循环及全身其他系统都带来一定的影响。合理地使用呼吸机，可以取得积极的治疗作用。反之，对其使用不当，则会影响治疗效果，甚至导致严重的并发症。

（一）对呼吸生理的影响

合理地使用机械通气，能够降低气道阻力，提高肺泡内氧分压，增加通气量，改善通气/血流比，从而使气体交换量增加。使用呼气终末正压（PEEP）呼吸等功能可以防止或减轻肺水肿，防止肺泡萎陷及肺不张。同时机械通气能够减少自主呼吸做功，从而减少能量消耗。反之，使用呼吸机不当，可致吸气压过高，造成肺组织及间质结构破坏，而发生纵隔气肿、皮下气肿及气胸等，由于机械通气时气流、温度等刺激，造成小气道痉挛或因病变肺内的分泌物不易排出而发生小气道阻塞，或因为正压气流通过分支曲折的呼吸道而形成涡流，使呼吸道阻力增加，容易发生肺内气体分布不均，通气量过大或过小，可致通气/血流比失调，从而影响气体交换。另外，长时间使用机械通气，可使自主呼吸抑制，使患者对呼吸机产生依赖，从而致脱机困难。

（二）对心血管循环功能的影响

机械通气对于循环系统的影响也存在积极与消极两个方面。机械通气应用适当，能使继发于缺氧及CO_2潴留的心功能不全得到改善，缓解心肌缺血，有利于缺血性心脏病的治疗。不同的通气方式对循环功能的影响在程度上并不相同，但总的说来，大多数机械通气使胸腔内压升高，对血液循环带来不良影响。这是因为胸腔压力升高，静脉回流减少，使心室舒张末压升高而容积缩小，肺血管阻力增加，冠状血流减少，并导致神经反射性心肌收缩力下降，从而使心排血量减少。

另外，长期应用呼吸机可致水、电解质和酸碱平衡紊乱，从而引起各种心律失常。这也是使心排血量减少的一个原因。同时，正压通气可使肺血容量减少，正常情况下可通过全身血管的收缩而得到代偿；但在血容量不足或酸中毒、缺氧等情况下，正压通气将对肺循环产生十分有害的影响。

（三）对脏器功能的影响

一方面，机械通气调节不当可引起呼吸性酸中毒，$PaCO_2$下降使脑血流减少，从而降低颅内压，另一方面，PEEP 过高可影响颈内静脉回流，从而使颅内压升高。合理使用机械通气可以改善因缺氧引起的肾功能不全。若呼吸机调节不当，由于心排血量减少，血压下降，可使肾血流减少，导致肾功能不全发生水钠潴留。此外，长时间机械通气所产生的静脉压升高及心排血量减少，可致肝脏及胃肠道淤血，从而影响肝功能及胃肠道功能，甚至引起消化道出血。不适当的正压通气可引起心排量下降，使周围组织器官血流量减少，因而影响组织细胞供氧，最终可导致多器官功能衰竭。

由此可见，机械通气对于生理功能的影响既有积极的方面又有消极的方面。因而在使用呼吸机时要根据患者的情况随时调整，力求在取得最佳效果的同时，使其对机体生理功能的不利影响减少到最小范围。

二、呼吸机治疗期间的常用监测

在呼吸机治疗期间，对呼吸、循环等脏器功能进行监测，并随时据此调节呼吸机十分必要。由于具体条件所限，各单位所能开展的监测项目各不相同，但一些基本的监测是必不可少的，如呼吸功能监测、机械通气、血气分析等。

常规经验监测是通过视、触、叩、听等简单的检查监测手段取得直观的临床数据，虽然不太准确，但简便易行，可为进一步检查提供参考。如观察胸廓的起伏、节律以估计潮气量，听诊呼吸音以判断肺通气状况，观察口唇指端颜色以判断有无缺氧现象，观察甲床按压后的循环时间以判断末梢血流灌注情况，观察颈外静脉怒张程度以间接判断胸膜腔内压的高低和右心功能状态。

呼吸功能监测在机械通气治疗中显得尤为重要，监测项目从测定呼吸生理功能的性质分为肺容量、通气功能、换气功能、呼吸动力功能、小气道功能等。肺容量监测最重要的指标为潮气量。通气功能监测包括呼吸频率、通气量、气流速度、肺活量及吸/呼气比等指标。换气功能监测包括分钟耗氧量、通气/血流比率、肺泡动脉氧分压差、肺内分流量等指标。呼吸功能监测常用气道平均压及气道阻力等指标。

机械通气对循环功能有一定的影响，所以在呼吸机治疗期间应监测血流动力学的变化。其目的是提供足够的气体交换，又维持良好的循环状态。血压、脉搏为最基本的监测手段，应常规进行。对于危重患者，可插漂浮导管监测右房压、右室压、肺动脉压、肺毛细血管楔压及心排血量等参数，并可抽取混合静脉血进行血气分析，这样不但可以指导呼吸机的调节，而且对于患者循环的治疗也有很大指导意义，另外应常规行心电监护，及时发现和处理心律失常。

血气分析是监测呼吸机治疗效果的重要指标之一，通过血气分析可判断血液氧合状态，判断机体酸碱平衡情况，可以同呼吸监测结合判断肺气体交换情况。一般主要测动脉血气分析，必要时可测混合静脉血气分析。

使用无创性脉搏血氧饱和度仪可连续监测血氧饱和度和脉搏容积图，所测得的经皮血氧饱和度与动脉血氧饱和度十分接近，并且从脉搏容积图也可以观察末梢循环的灌注及脉率。

此外，在呼吸机治疗期间，对体温、尿量、尿比重及渗透压、血液生化以及气道温度的监测也是必要的。床旁胸部 X 线检查可发现肺不张、肺部感染等情况，并可帮助确定气管插管深度是否适当。同时，可根据情况进行呼出气二氧化碳监测、经皮氧及二氧化碳监测、吸入氧浓度监测及颅内压监测等。

三、呼吸机治疗中常见问题及处理

（一）人机对抗

对于自主呼吸消失或微弱的患者，使用呼吸机控制呼吸多无困难。但对于自主呼吸仍存在且较强的患者，若自主呼吸与机械通气不协调或发生对抗，则将抵消自主呼吸通气量，增加呼吸功的消耗，加重循环的负担，不但不能缓解缺氧和解除 CO_2 潴留，而且还会适得其反，甚至导致休克和窒息。

人机对抗的原因主要包括：患者不能很好地合作、缺氧躁动、体位变化、咳嗽、发生气胸、肺不张、肺栓塞及支气管痉挛等。人机对抗可引起呼吸机高压或低压声光报警，气道压力表上表现为指针摆动明显，潮气量很不稳定，忽大忽小，呼出气 CO_2 监测装置示 CO_2 波形出现“箭毒”样切迹；患者则表现为躁动及不耐受。发生人机对抗时首先要查明原因，然后给予相应处理。

对于神志清醒的患者，治疗前应该详细解释说明，力争使其积极配合。使用呼吸机前应仔细检查机器有无故障。对于机体耗氧增加及 CO_2 产生增多引起的人机对抗，可通过适当增加通气量及吸入氧浓度，改善缺氧。对于烦躁、疼痛、精神紧张引起的对抗，可给予镇静、止痛剂。对于痰阻塞、管道不畅者，应予吸痰等处理。对于气管内刺激呛咳反射严重的患者，除了给予镇静剂外，可向气管内注入 1％丁卡因或 2％利多卡因行表面麻醉。对于自主呼吸频率快、潮气量小的患者，可给予呼吸抑制剂。对于气胸、肺不张等情况应对症处理。有些患者可以选择一些不易发生人机对抗的机械通气模式，如 SIMV＋PSV、CPAP 等。

（二）与插管有关的并发症

由于痰液、血液侵入气管插管而导致的吸痰困难，或体位不良引起的插管扭曲可引起阻塞。气管插管插入过深，可致插管误入右侧总支气管。固定不牢或体位变动，可致插管脱出，从而严重影响通气甚至窒息。气管插管固定不佳、气囊充气过多等，可损伤气管黏膜。发生这些情况时，应找出原因，对症处理。

（三）机械通气直接引起的并发症

呼吸机调节不当可致通气不足或通气过度，因而需经常根据血气分析调整通气量。紧闭面罩加压呼吸或气管插管气囊充气不足可致气体进入胃肠道，引起胃肠充气膨胀。对于这种情况除针对原因处理外，可放置胃肠减压管排气。此外，在呼吸机治疗过程中，尚可能出现气压伤，低血压、休克、心排血量减少、心律不齐、肺不张、深静脉血栓、上消化道出血等并发症均应根据具体情况，针对病因予以预防、治疗。

（四）肺部感染

长期呼吸机治疗，易发生呼吸道和肺部感染。感染致使呼吸道分泌物增多，支气管平滑肌痉挛，增加气道阻力和呼吸功的消耗，最终加重缺氧和 CO_2 潴留。细菌侵入血中可引起菌血症和败血症。为防止肺部感染，呼吸机管道要严格消毒并定期更换，吸痰时应注意无菌操作。定时呼吸道局部雾化或注入庆大霉素等抗生素，呼吸机启用初期可预防性应用抗生素。气管切开处纱布要经常无菌更换，防治肺不张。同时应注意室内空气消毒，防止交叉感染，若发生感染应行痰细菌培养和药敏试验，选用有效抗生素。

第二章　气道管理技术

第一节　气道的应用解剖生理

呼吸系统由呼吸道(也称气道)和肺两部分组成。呼吸道又可分为上呼吸道与下呼吸道。临床上将口、鼻、咽、喉部称为“上呼吸道”,将气管、支气管及其肺内分支支气管称为“下呼吸道”。从口、鼻到终末端的呼吸性细支气管的整个气道对于肺泡气体的传入和导出极为重要。临床麻醉中,麻醉医师采用各种工具或方法确保气道畅通是维持患者生命安全的前提条件,而熟悉气道的应用解剖生理是保障气道通畅及处理困难气道的重要基础。

一、颌面、口、齿

(一)颌面

颌和面的解剖结构与麻醉诱导期应用麻醉面罩的紧贴性或气管内插管操作有着密切的关系。退缩的下颌、大嘴、高大突起的鼻子、男性大胡子等特殊解剖结构可影响麻醉面罩与面部的紧贴性,易致麻醉诱导期不能维持有效的通气和氧合。颞颌关节功能失常、三叉神经痛或部分头痛等疾病可出现张口疼痛和障碍,在气管插管操作中易出现张口度不理想或颞颌关节脱臼,术后疼痛可能加重。

(二)口和口咽

观察口唇和舌部的颜色与形态,有时还可能发现某些潜在的疾病,如贫血、白血病和早期鳞癌等。嘱患者发“啊”声,观察软腭、腭垂或舌的形态。舌偏移可发生在某些颅神经功能不全患者中。舌过大或突出(巨舌症)可妨碍气管插管操作。婴儿舌体相对肥大,麻醉时舌体易阻塞咽部,必须使头后仰,将下颌向前托起,略张口,使舌体离开咽后壁,麻醉维持可使用口咽通气管或气管内插管以保持气道通畅。用压舌板压下舌体,观察口咽腔是否存在增殖体、扁桃体增生和炎症。检查位于上颌第二臼齿处的唾液腺开口,观察是否有异常分泌物。

(三)齿和义齿

观察牙齿排列结构,检查是否存在牙周炎、龋齿、松动齿、齿残缺零乱不全、门齿过长或前耙、全口无牙、全口义齿等。对所有检查到的牙齿异常,应在麻醉前记录于麻醉术前访视单上,并告知患者麻醉期间有可能引起牙损伤,征得患者同意。插管前采用适宜的牙模保护可避免牙损伤。麻醉诱导前理应将义齿摘下,但在诱导前临时摘除全口义齿有时反而会影响麻醉面罩的密闭程度或喉镜显露声门，若需保留义齿应警惕义齿移位或脱落。对无牙婴儿或取下全口义齿的患者，应使口张开或置入口咽通气管后再行面罩加压通气。对牙齿有松动者，插管时动作应轻柔。

二、鼻腔

鼻与口都是呼吸道的起始部分。鼻又是嗅觉器官，包括外鼻、鼻腔和鼻窦三部分。鼻孔至喉腔为上呼吸道，包括鼻腔（鼻孔至鼻中隔末端）、鼻咽腔（鼻中隔末端至软腭下缘）和咽腔（软腭至喉）三个解剖部位。鼻腔具有多种解剖生理功能，包括流通空气、清洁空气、加温和湿化空气以及嗅觉、发声与反射等。气管内插管后上述鼻功能将有一定的改变。

（一）鼻道和鼻腔

成人鼻道长 10～14 cm，由鼻中隔分隔为左、右二腔，每一鼻腔有前和后两个鼻孔。鼻前孔与外界相通，鼻后孔与鼻咽腔和口咽腔相通。咽腔是鼻呼吸和口鼻呼吸的共同通道，在咽腔的下方为喉腔，是呼吸道中最狭窄的部位，犹如瓶颈。每一侧鼻腔由顶、底、内侧及外侧壁四部分所组成。

1.鼻顶壁

鼻顶壁较狭窄，由鼻骨、额骨、筛骨筛板、蝶骨等构成，属不能移动的部位，遇到暴力可引起骨折。筛骨的筛板较薄弱，与颅前窝相邻，并有嗅神经通过。当外伤致筛骨筛板骨折时，即为颅底骨折，常伴有嗅神经损伤、嗅觉障碍、脑膜和鼻腔顶部黏膜损伤，临床可出现出血和脑脊液鼻漏。鼻腔顶部特别是鼻中隔前上区的黏膜具有来自上颌动脉分支极丰富的血管丛分布，称为“鼻易出血区”或“Little 区”，一旦遇到损伤，极易引起严重出血（约 90%的鼻出血发生于此）。经鼻气管内插管的导管选择过粗，鼻孔将受到持续压力，可能会发生鼻黏膜坏死。鼻前部的软骨区属可活动的部位。前鼻孔的直径比鼻后孔大，呼吸困难时前鼻孔可显著扩大，即鼻翼翕动现象。

2.内侧壁

内侧壁为两侧鼻腔的间隔，称鼻中隔，由骨质与软骨两部分构成，一般都偏位于一侧，以偏左侧者多见，在成人两侧鼻腔不对称者占 75%。鼻中隔严重偏位者可致通气障碍，此即为鼻中隔偏斜症。

3.外侧壁

在外侧壁上悬挂上、中、下三个突出的鼻甲，分别称为上鼻甲、中鼻甲和下鼻甲。各鼻甲的下方裂隙分别称为上鼻道、中鼻道和下鼻道。各鼻甲与鼻中隔之间的空隙称为总鼻道。施行经鼻气管内插管或插入鼻咽通气管时，导管必须沿下鼻道（即鼻底部）插入，然后经 90°转弯向下抵达鼻咽腔和喉腔。沿下鼻道置管的方法：患者取仰卧位，气管导管或通气管与面部呈 90°垂直方向插入，即可沿下鼻道插入鼻咽腔。相反，如果将导管向鼻顶部方向（与鼻外形呈平行方向）插入，则极易引起 Little 区损伤而严重出血。同理，在施行经鼻吸引管操作时，如果不慎擦伤鼻顶部的出血区，同样会引起严重出血。有人建议在鼻道内操作前先使用血管收缩剂，可减少出血机会。此外，如果患者正在施行抗凝药治疗，则禁忌经鼻腔插入任何导管（包括通气管、胃管和气管导管），因极易引起凶猛的鼻出血，一旦发生需用填塞法止血。

（二）鼻窦

鼻泪管以及颅骨额窦、筛窦、鼻窦等均开口于鼻腔。鼻腔插管时有可能将鼻腔细菌经窦口进入窦腔而引起窦感染，也可能促使鼻息肉阻塞窦口而引起感染；偶尔也可因咽腔与中耳之间的气压发生改变而造成咽鼓管阻塞性感染。

（三）鼻的神经分布

鼻内外壁的皮肤和黏膜均由三叉神经的上、中、下分支的末梢支分布。因此，鼻腔内手术可以在黏膜表面麻醉下施行，也可在鼻外三叉神经分支阻滞麻醉下施行。

三、咽腔

咽腔是一个漏斗状肌性管道，上起自颅底，下至第 6 颈椎下缘（在环状软骨水平），与食管相延续，全长约 12 cm。咽腔的后壁扁平，贴附于 6 个颈椎椎体前面；前壁由上而下分别与鼻腔、口腔和喉腔相通，以软腭与会厌上缘为界，区分为鼻咽腔、口咽腔和喉咽腔三部分。

（一）鼻咽腔

鼻咽腔是鼻腔鼻后孔向后方的直接延续，上达颅底，下至软腭平面，长度约为 2.1 cm，左右径约为 1.5 cm；顶壁呈拱顶状，后壁黏膜内有丰富的淋巴组织集聚，称为“咽扁桃体”；向下与口咽部借鼻咽峡相通。鼻咽峡位于软腭游离缘与咽后壁之间，在吞咽动作时关闭。鼻咽部侧壁上有“咽鼓管咽口”，呈三角形开口，位于下鼻甲平面后方约 1.0 cm 处。鼻咽部的前、上、后方均有明显隆起，称“咽鼓管圆枕”。经鼻插管时，如果导管过硬或弯度不够，可能被隆起的圆枕所阻挡。鼻咽部引起气道梗阻的主要原因是扁桃体肿大。

（二）口咽部

口咽部是口腔向后方的延续部，位于软腭与会厌上缘平面之间，经咽峡与口腔或鼻咽部相通。咽峡由软腭的游离缘、两侧的腭舌弓和舌根环绕而成。其前壁不完整，主要由舌根构成。舌根后部正中有一矢状位黏膜皱襞连至会厌，称为“舌会厌正中襞”，该襞的两侧凹陷处称为“会厌谷”，该谷是异物易滞留处。舌会厌正中襞也是使用弯型喉镜片显露声门时的着力点。口咽部引起气道梗阻的主要原因是颏舌肌松弛引起的舌后坠。

（三）喉咽部

喉咽腔位于喉口及喉的后方，是咽腔的最下部比较狭窄的部分，上起于会厌上缘平面，下至第 6 颈椎体下缘平面，与食管相延续，向前经喉口与喉腔通连。喉向后膨出于喉咽部的中央位，由此在喉口的两侧各形成一个深窝，称“梨状隐窝”，是异物易滞留的部位，也是盲探插管时比较容易损伤的部位。由于喉上神经的内支在梨状隐窝的黏膜下方经过，因此将局麻药涂布于梨状隐窝表面，可产生声带以上的喉表面麻醉，适用于施行喉镜和支气管镜检查。

在喉咽的后下方与食管上括约肌之间形成了漏斗状的下咽部，一些解剖学者将下咽部和喉咽部合为一体，称为喉咽部。下咽部位于杓状软骨和环状软骨的后方和下方。下咽部长约 3.5 cm，上界是杓状软骨的上缘平面，下界为食管上括约肌平面，前壁是覆盖有黏膜的杓状软骨（上 3/7），前下是覆盖着黏膜的环状软骨骨板（下 4/7），侧面是梨状隐窝的下部，后方是下括约肌的脊，它向下缩窄为食管上括约肌。

喉罩就是根据喉咽部的形状设计的。将喉罩尖端置入下咽部，气囊充气后可封闭食管上端，喉罩充填整个喉咽部后，喉罩的中部前方对向喉口以便通气。

四、喉

（一）喉的位置

喉位于颈前部、喉咽部的前方，上与喉咽部相通，下与气管相通。喉借韧带和肌肉上与舌骨相连，下与胸骨相连，后方与咽紧密连接。喉于吞咽、发音或头部左右转动时，可随之向上、下、左、右移动。

成人喉的位置，上界正对第 4、5 颈椎体之前，下界平对第 6 颈椎体下缘，女性略高于男性。小儿喉的位置比成人高，随年龄增长逐渐下降。

（二）喉软骨

喉以软骨为支架，包括关节和肌肉，内衬黏膜。软骨包括 3 块单个的软骨（甲状软骨、环状软骨和会厌软骨）以及 3 块成对的软骨（杓状软骨、小角状软骨和楔状软骨）。

1.甲状软骨

甲状软骨形若僧帽，前面由两块板状软骨拼成，其前角的上端向前突出，称为“喉结”，喉结上端的中央呈凹陷状，叫“甲状软骨切迹”。甲状软骨板的后缘呈游离，向上和下各形成突起，称为“上角”和“下角”。上角较长，借韧带与舌骨大角相连；下角较短粗，其尖端的内侧面有小关节，与环状软骨构成关节。

2.环状软骨

在甲状软骨的下方，构成喉的底座，也是气管的开口，前部较狭扁，叫“环状软骨弓”，后部较宽，叫“环状软骨板”。弓的位置平对第 6 颈椎，是颈部重要的体表标志。板的上缘有一对小关节面，与杓状软骨相连。环状软骨的下缘与气管相连，是气管软骨支架中唯一完整的软骨环，对支撑气管上口的张开起着重要的作用，若受到损伤，可引起气管上口狭窄。麻醉快诱导辅助环状软骨压迫法（Sellick 手法）是预防误吸的常用方法。由于环状软骨的完整性，向后压迫时气道不会塌陷，而食管上端和下咽部受压密闭，可有效地防止或减少胃内容物的反流。

3.会厌软骨

会厌软骨是上宽下窄呈叶片状的软骨，下端狭细部称为“会厌软骨茎”，附着于甲状软骨前角的内侧面；舌面稍拱起对向舌根和舌骨，喉面稍凹对向喉前庭。会厌舌面的上部与舌根的黏膜形成位于中线“舌会厌正中襞”，与舌根两侧的黏膜形成“舌会厌外侧襞”。三条皱襞间的一对凹陷称为“会厌谷”。置入弯型喉镜片时，必须深达舌会厌正中襞，使皱襞中的舌会厌韧带拉紧，才能翘起会厌而显露声门。麻醉医师采用直接喉镜暴露时能否看到会厌对判断插管的困难程度十分有用。

4.杓状软骨

杓状软骨是一对略呈三角形的软骨，尖向上，底向下，与环状软骨板下缘构成环杓关节。杓状软骨基底向前方突起，称声突，有声韧带附着；向外侧较钝的突起叫肌突，是环杓侧肌和环杓后肌的附着处。气管内插管可引起杓状软骨脱位，症状主要是声嘶、咽喉痛及不适或进食呛咳等。

5.小角状软骨

小角状软骨为一对细小的软骨，位于杓状软骨尖端，包在杓会厌皱襞内。

6.楔状软骨

楔状软骨是一对小棒状软骨，位于小角状软骨的前外侧，也包在杓会厌襞内，表面膨隆称楔状结节。杓会厌襞是喉口后壁的重要标志，有经验的麻醉医师在用喉镜暴露声门时，只要能分辨出杓会厌襞就能正确地完成气管插管。

（三）环甲膜

环甲膜由弹性纤维膜片构成，分布于甲状软骨前角后面连至环状软骨上缘和杓状软骨声带突之间，左右环甲膜大致形成上窄下宽近似圆锥的形状。其上缘游离，前附于甲状软骨前角的后面，后附于杓状软骨声带突，称为“声韧带”，即“声带”，是发音的主要结构。其前部增厚，称为“环甲韧带”。环甲膜的位置浅表，易被扪及，在上呼吸道梗阻的紧急情况下进行急救时，经环甲膜用粗针穿刺气管，或部分切开环甲膜，可建立临时的呼吸通道。

（四）喉腔

1.喉腔

喉腔是指会厌至环状软骨下缘之间的腔隙，由喉软骨支架围成，平均长 4～6 cm。喉腔上经喉口与喉咽部相通。喉口朝向后上方，由会厌软骨上缘、杓会厌襞和杓间切迹围成。喉腔下通声门与气管，喉腔黏膜与咽和气管黏膜相连。

2.喉腔皱襞

在喉腔的两侧壁可见喉黏膜形成的两对皱襞。上方的一对叫“前庭襞”，又称“室襞”（也称“假声带”）；下方的一对称为“声襞”，又名“声带”。室襞与声襞之间向外突出的间隙，称为“喉室”。两侧声襞与杓状软骨基底部之间的裂隙，即“声门裂”，简称“声门”，是气管插管必经之路，是喉腔中最狭窄的部位。小儿的喉腔呈漏斗状，最狭窄的部位在声门裂下方的环状软骨水平。

（五）声门裂（声门）

1.声门裂

声门裂可分为膜间部和软骨间部，前 3/5 为膜间部，位于两侧声襞之间；后 2/5 为软骨间部，位于杓状软骨之间。声门裂的长度在男性约为 22 mm，女性约为 18 mm。声门裂呈前低后高角度约为 17°。在平静呼吸时，声门裂的膜间部呈前窄后宽的三角形，软骨间部呈长方形；深呼吸时，杓状软骨外转，声门裂开大呈菱形，此时通过声门裂可看到 2～3 个气管软骨环。

2.声带

声带由层列的鳞状上皮细胞覆盖，这是声带可发生表皮样癌的原因。气管内插管后，声带较容易因损伤而出现息肉，一般多发生在会厌的后 1/3 部位，这与气管导管压迫杓状软骨声带突的内侧面有关；在气管内插管浅麻醉下，频繁吞咽和咳嗽动作也可导致喉过度活动，致声带表面擦伤和溃疡，在愈合期时可出现纤维组织化，结果是息肉形成；手术后并发息肉形成的表现是慢性声音嘶哑。

（六）喉的括约肌功能

喉是发声器官，但还具有喉肌活动功能以发挥气道的活瓣作用，具体有以下四方面作用。

1.提高胸内压

在剧烈咳嗽或喷嚏动作时，需通过喉的关闭以提高胸膜腔内压。

2.提高腹内压

在小便、大便或提举重物等动作时，需要首先关闭喉以保持膈肌固定，然后再开始腹肌收缩，这样才能有效提高腹内压以完成上述动作。

3.改善肺泡通气的有效性

吸气时，声门开启和气管支气管扩张，使气流顺利进入肺泡；呼气时，先有声门关闭和气管支气管收缩动作，以促使无效腔气逆流回入肺泡，然后再开启呼气，以排除无效腔气。提示喉在肺泡通气的有效性方面起着重要的作用。

4.反射性关闭气道

机体受到内源性机械或化学刺激，或外源性疼痛刺激时，表现为全身肌肉收缩或痉挛，其中也包括喉内肌、气管支气管系平滑肌、喉外肌和胸壁肌等收缩，其结果是喉痉挛，表现为气道顽固性关闭，对正压通气产生抵抗，对阿托品治疗完全无反应。由于喉肌是一种特殊型内脏肌，具有随意肌(骨骼肌)和不随意肌(平滑肌)的双重功能，因此应用神经肌肉接头阻滞药可使之完全松弛。

插管刺激或喉部的操作刺激可引起喉痉挛，这也是气道梗阻的常见原因。喉痉挛的处理应强调预防为主，首先要避免在低氧和二氧化碳蓄积或者麻醉深度不足的情况下刺激喉部黏膜。轻度喉痉挛一般在刺激解除后可自行缓解。中度喉痉挛需麻醉机面罩加压给氧，必要时以短效的麻醉药加深麻醉，并辅助通气。重度喉痉挛在处理时，必须十分迅速地加深麻醉，甚至可加用肌松剂以解除痉挛，必要时行紧急气管内插管以解除梗阻；当情况更危急或麻醉药物和器械不具备时，可用粗针头等锐器紧急行环甲膜穿刺，然后再准备行气管内插管或气管切开术。

(七)喉的神经支配

喉的主要支配神经是喉返神经和喉上神经的内外分支。喉上神经的外支支配环甲肌的运动，其他喉肌的运动由喉返神经支配，喉上神经和喉返神经都是迷走神经的分支。

1.喉上神经

喉上神经也称上喉神经，自迷走神经发出，在咽外侧，沿颈内动脉后内侧下行，至舌骨大角平面分为喉内、外支。喉内支在舌骨大角处转向内前方，伴喉上动脉穿甲状舌骨膜进入喉内，支配声门裂以上喉黏膜的感觉。因会厌喉面黏膜的感觉受喉上神经内支支配，反应极为敏感，临床上在用直喉镜片挑起会厌压迫其喉面时，易诱发喉痉挛及咳嗽；而会厌舌面黏膜由舌咽神经舌支支配，反应较为迟钝，故使用弯喉镜片插入会厌谷刺激会厌舌面时，不易导致喉痉挛及咳嗽。喉上神经外支伴随甲状腺上动脉行向前下方，在甲状腺侧叶上极的上方约 1 cm 处，神经与动脉分开，即转向内侧分支支配环甲肌和咽下缩肌。在舌甲膜处阻滞喉上神经，再结合施行咽喉壁和气管内黏膜表面麻醉，可致声带完全麻痹，由此可提供极为优良的清醒气管插管局部麻醉。喉上神经阻滞也可用于治疗喉结核性溃疡、癌浸润等疾病引起的喉痛症。

2.喉返神经

喉返神经也称下喉神经。左或右喉返神经的走行不同。由下向上抵达喉内，支配声带以下水平的气管感觉，以及喉内面的全部肌肉运动。

(1)右喉返神经：来自迷走神经，在锁骨下动脉处绊绕锁骨下动脉而抵达颈部，在食管与气管的间沟中上行至喉。

(2)左喉返神经：来自迷走神经，左侧的下喉神经是真正的喉返神经，它在主动脉弓紧挨动脉导管韧带(即闭塞的动脉导管)处绕过后，向上抵达颈部，此后的行径与右喉返神经相同。左侧喉返神经容易在某些手术中(如甲状腺切除、动脉导管未闭结扎等)受到损伤,或容易被扩张的主动脉瘤压迫而受损,由此可在拔除气管内导管后出现声嘶和呼吸困难,应予以警惕。施行上喉神经和下喉神经阻滞,结合颈神经丛阻滞,可使喉切除手术顺利地在单纯神经阻滞麻醉下完成。喉罩尖端置入下咽部,与气管内插管操作相比避免了对喉和气管内分布的喉上神经和喉返神经机械性刺激,对循环系统干扰较少。

(3)喉返神经的运动纤维支配环甲肌以外的喉内肌;感觉纤维支配声带以下的喉黏膜。一侧喉返神经损伤可致声带麻痹和声音嘶哑;双侧同时损伤则可发生失声、呼吸困难,甚至窒息。手术中颈部的过度旋转或过伸,或气管套囊过度充气,都有可能压迫喉返神经终末支,偶尔可出现单侧声带麻痹。甲状腺手术中损伤喉返神经时,一般以外展神经先于内收神经变性,故声带先处于内收关闭位;如果为两侧喉返神经同时损伤,则可出现呼吸困难,甚至窒息而致猝死。声带内收以伤后的 12～24 h 内最明显,随后内收神经纤维也相继变性,声带才处于中间位而不能活动。

(八)小儿喉解剖特点

根据手术和病情需要,小儿如同成人一样可接受气管内插管,但存在解剖上的区别。总的来说,小儿气管插管较成人困难,尤其对新生儿施行经鼻气管插管可能困难更大。这与小儿的喉解剖与成人有显著区别有关。

1.喉位置

小儿喉位置比成人高,随着年龄增长而逐渐下降。新生儿的环状软骨下缘平齐颈 4 椎体下缘,6 岁时降至颈 5 水平,13 岁时始达到成人位,即颈 6 平面。一般情况下,声门裂比环状软骨高 1～2 个椎体,故新生儿的声门裂在 3～4 颈椎水平,13 岁后才达到成人第 5 颈椎水平。

2.会厌

新生儿的会厌相对较宽、僵硬,呈 U 形或 V 形,新生儿的舌骨紧挨于甲状软骨,舌体较大,故会厌常被舌根组织压向咽腔,使会厌与喉之间呈 45°倾斜;用弯型喉镜片一般不易做到抬起会厌看到声门,采用直型喉镜片挑起会厌才容易看到声门。而成人会厌扁平、有弹性,成人的舌骨与甲状软骨之间有较大距离,舌体相对较小,会厌活动度较大,且呈竖直,因此显露声门较新生儿容易。

3.环状软骨

婴儿的环状软骨窄细,呈前高后低的倾斜位,且是整个上气道中最狭窄的部位。从上向下看喉,婴儿的喉呈漏斗状,即环状软骨的内径比声门裂者小。因此,有时可遇到导管前端虽已通过声门裂,但继续推进时可遇到阻力或不能通过。成人的环状软骨呈水平位,上气道中最狭窄的部位在声门裂。

4.杓状软骨

在婴儿,杓状软骨的声带突占声带全长的 1/2,因骨性部分较多,声门裂相对较小;在成人则仅 1/3。在婴儿,声带突向喉腔内倾斜,因此声带呈凹位;在成人声带呈水平位。

5.黏膜

小儿声门下的黏膜与其基底组织呈疏松连接,血管淋巴组织丰富,尤以婴幼儿为明显,因此比成人容易发生声门及声门下水肿并发症。

五、气管和支气管

(一)气管

(1)气管的上端从环状软骨下缘(相当于第 6 颈椎平面)开始,下行进入胸腔,抵达第 4 胸椎下缘(相当于胸骨角)水平时分叉为左、右主支气管。在直立位时,气管下端达第 5 胸椎,深吸气时可达第 6 胸椎。

(2)成人气管的长度为 10～14 cm,平均 10.5 cm,内腔横径约 1.6 cm。小儿气管短细,新生儿声门至气管隆嵴的长度仅 4 cm。

(3)气管由 15～20 块后正中方有缺损的 U 形软骨组成,缺损处由扁平纤维性膜和一层平滑肌补充形成气管后壁。气管软骨环之间有环韧带相连。气管内插管、气管切开术等偶尔可撕裂气管后壁导致气管纵隔瘘。

(4)气管的分叉部称"气管叉",位相当于胸骨角水平,或第 2 肋软骨平面,在其末端的内面呈向上隆起,称"气管隆嵴"。隆突的黏膜下有丰富的迷走神经末梢支配,极为敏感,遇吸痰管或支气管导管刺激易导致剧咳、支气管痉挛,或迷走心脏反射引起血压下降、心动过缓甚至心搏骤停。只有深麻醉或完善的黏膜表面麻醉才能使隆突反射消失。

(5)自上门齿至隆突的距离,中等体型成人男性为 26～28 cm、女性为 24～26 cm、婴儿约为 10 cm。

(6)支配气管的副交感纤维来自迷走神经的喉返神经气管支;交感纤维来自胸交感干。两者主要分布于气管的平滑肌和黏膜。

(二)支气管

气管下端自隆突部起,分为右主支气管及左主支气管。

1.右主支气管

(1)右主气管短而粗,走向陡直,成人长 2～3 cm,内腔横径约为 1.5 cm,它与气管中轴延长线的夹角为 25°～30°,较为陡直,因此,气管导管插入过深(或异物)较容易进入右主支气管。

(2)右肺上叶的支气管开口距气管隆嵴很近,仅 1～1.5 cm。因此,若右支气管插管稍深,可能阻塞上叶支气管的开口而引起右肺上叶的不张。所以,行右支气管插管时,须调整好导管的位置以确保右肺上叶呼吸音的存在。

2.左主支气管

(1)左主气管较细长而走向稍斜,长度约为 4.9 cm,内腔横径约为 1.1 cm,它与气管中轴延长线的夹角为 40°～50°,其上方有主动脉弓跨越,后方与食管交叉。

(2)左肺上叶支气管的开口距气管隆嵴较远,故异物或气管导管较不易进入。

(三)气管的一般规律

气管各部位长度和内径的特点为:①气管的长度约为右主支气管的 5 倍,左主支气管的 2 倍。②左主支气管的长度为右主支气管的 2 倍。③左右主支气管下方的夹角为 65°～80°。

六、上呼吸道三轴线

1.三轴线的定义

自口腔或鼻腔至气管之间存在三条解剖轴线,彼此相交成角。

(1)口轴线(OA):自口腔(或鼻腔)至咽后壁的连线。

(2)咽轴线(PA):从咽后壁至喉的连线。

(3)喉轴线(LA):从喉至气管上段的连线。

2.三轴线之间的关系

仰卧位时,OA与LA互成直角,PA与LA呈锐角。为使气管内插管操作达到显露声门的目的,需要通过屈颈、头伸展、压舌、提下颌和压喉等动作使这三条轴线尽量重叠成一条线;枕部垫高10 cm而肩部位置不变可将咽、喉轴线接近重叠,再将头部后伸,经口轴线通过喉镜可看到声门。但是“三轴一线”体位是比较难于实现的,而可视喉镜在三线成角的情况下仍能在显示器得到清晰地声门视野,并可明显降低显露喉部所需的上提用力。

麻醉医师借气道将麻醉气体送入肺泡,同时保证正常的氧气运输。为进行合理的气道控制,麻醉医师用气管插管等设备直接介入上呼吸道和下呼吸道来获得气道通路。麻醉前对呼吸系统进行全面检查与评估,可避免一些在操作过程中可能遇到的麻烦和困惑。

第二节　人工气道用具及气道通畅的维持

保证患者有足够的通气和氧合是气道管理的根本目的。人工气道用具可以帮助医师管理气道,维持气道通畅,保证患者氧供。本节对临床气道管理实践中的多种气道管理用具和维持气道通畅的方法进行简要介绍。

一、人工气道用具

鼻导管、面罩和口咽及鼻咽通气管是临床常用的人工气道用具,其中面罩的种类繁多,包括简单面罩、部分重复吸入面罩、无重复吸入面罩和麻醉通气面罩等。

(一)鼻导管

鼻导管是最常应用的低流量供氧装置,患者耐受性好,其两个尖端分别插入患者两个鼻孔进行供氧。原理是以鼻咽部作为储氧腔,只要患者鼻腔通畅,即便患者用口呼吸也可提升吸入氧浓度。气体流量设定范围可以从0.25 L/min到6 L/min,氧流量大于4 L/min时应湿化吸入气体以免黏膜干燥。吸入气体流量每增加1 L/min,可提高吸入氧浓度(FiO_2)4%左右。也就是说给予1 L/min鼻导管吸氧,可使吸入氧浓度可达到0.24左右;2 L/min时,FiO_2可达到0.28左右;以此递增,6 L/min时,FiO_2可达到0.44左右;此后继续增加氧流量,也很难使吸入氧浓度明显提高,并且会给患者带来不适感。

(二)简易吸氧面罩

简易吸氧面罩是一种低流量供氧装置,相对鼻导管以鼻咽腔作为储氧腔,简易面罩罩体内增加了100～200 mL的储氧空间,提高了供氧效率。其有两个侧孔可使新鲜空气进入和呼出气体排出。氧流量在5～8 L/min时,FiO_2可达到0.4～0.6。使用简易面罩时氧流量若低于5 L/min有可能出现重复吸入和CO_2蓄积。氧流量大于8 L/min时,由于储氧空间饱和,再增加氧气流量也不能使 FiO_2 明显增加。氧流量 5～6 L/min，FiO_2 可达到 0.4 左右；6～7 L/min，FiO_2 可达到 0.5 左右；7～8 L/min，FiO_2 可达到 0.6 左右。

（三）部分重复吸入吸氧面罩

低流量供氧系统下，要想 FiO_2 高于 60%，可以使用部分重复吸入面罩。部分重复吸入吸氧面罩有一个容量为 600～1 000 mL 的储氧袋。患者呼气时前三分之一的呼出气体会进入储氧袋中（这部分气体基本来自解剖无效腔，含氧较高，二氧化碳含量较低），下一次呼吸时，这部分气体可以降低空气对吸入氧的稀释作用。氧流量设置应等于或大于 8 L/min，并且在整个通气过程中确保储氧袋贮气囊保持膨胀状态，才可以达到较高的 FiO_2，并能在一定程度上防止二氧化碳重复吸入。氧流量 6 L/min，FiO_2 可达到 0.6 左右；7 L/min，FiO_2 可达到 0.7 左右；8 L/min，FiO_2 可达到 0.8 左右。

（四）无重复吸入吸氧面罩

无重复吸入面罩与部分重复吸入面罩相比，增加了 3 个单向活瓣。其中，有两个活瓣分别位于面罩的两侧使呼出气体排出并阻止空气进入，第三个单向活瓣位于面罩与储氧袋之间用来阻止呼出气体进入储氧袋。

这样防止二氧化碳重复吸入，防止呼出气和吸入空气稀释吸入氧浓度。氧流量设置范围为 10～15 L/min，可以使 FiO_2 接近 1.0。

（五）经鼻持续气道正压（CPAP）面罩

CPAP 面罩适用于轻度气道梗阻和阻塞性睡眠呼吸暂停综合征的患者。轻微镇静即可耐受良好，可进行吸入麻醉，但鼻部密封有时比较困难，只能辅助通气，很难独立完成预充氧任务。

（六）麻醉通气面罩

麻醉通气面罩用于密封患者气道，输送混合气体用来进行预充氧、通气、氧合或麻醉。可以在相对密闭的状态下通气，从而达到预充氧的目的。高出面部罩体是面罩的主要结构，既增加了储氧空间，也增加无效腔。可塑性罩体用以适合面部结构，其密封圈有两种类型：一种是临床常用的充气型密封圈；另一种是不能充气的橡胶或塑料密封圈。22 mm 的标准接口位于罩体的顶端，可与辅助通气球囊、麻醉机和呼吸机的呼吸回路相连接。面罩接口周围的小钩是面罩固定头带的固定点，有助于面罩紧贴面部，提高密封效果。面罩设计适应面部轮廓，在鼻部有一切迹，双侧的弧度可以适应颊部隆起的颧骨，选择正确的面罩型号，并且应有多种尺寸大小面罩备用，才能保证面罩通气顺利实施。现临床常用的一次性透明塑料面罩采用高容量、低压力气垫，面部利于密封。但颏部曲度很小，有时维持密闭会略微有些困难。透明面罩体的基底平坦，密封圈柔软，适合不同的脸型，并附有注气口，用以调节密封圈压力。

（七）口咽通气管和鼻咽通气管

为了达到完善的预充氧或面罩通气效果，口咽通气管和鼻咽通气管是简单易行且不可或缺的辅助工具。

1.口咽通气管

口咽通气管可以改善口咽部通气空间，用于保持气道的通畅防止舌后坠，便于吸痰，也可当作牙垫来使用。口咽通气管可供选择的尺寸的范围覆盖新生儿到成人，由塑料、金属或橡胶等材质制成。与牙齿接触的咬合部位宽度应足够与两到三颗牙齿接触，这样牙齿咬合压力才能够均匀分配到所接触的牙齿上。口外端有一圈突出的外缘可防止吞咽和插入过深，口内端的曲度适应口、舌、咽后部的解剖。

Guedel 口咽通气管是椭圆形塑料质地，以防止损伤口咽组织。门齿咬合处材料经加强处理，防止患者咬扁通气管，通气管内壁沿着咽部被一条塑料脊加强，防止塌陷。通气管呈管道状，口咽部黏膜不易阻塞或突入通气管道内，易于保持口咽通气管通畅，是临床最常用的口咽通气管类型。

插入方法：可利用压舌板压迫舌体后，在通气管外口指向足的方向下置入口咽部，也可不用压舌板下置入，先将通气管外口指向头的方向（即弯面向上）插入口腔，然后一边旋转通气管180°、一边推进通气管直至咽腔。此时，舌背恰好躺卧于通气管的弯度之中。

操作要点：①口咽通气管的插入操作较容易，但对清醒或浅麻醉患者可能出现恶心、呕吐、呛咳、喉痉挛和支气管痉挛等反射，因此，只适用于非清醒患者、麻醉深度恰当的患者或昏迷患者。②不恰当的安置通气管，反而会将舌根推至咽腔而加重阻塞，或引起喉痉挛，或引起牙、舌体和咽腔损伤，特别对长时间安置通气管患者，需定时检查其位置是否正确。③如果患者不能开口，又不宜插用鼻咽通气管时，可先用两个压舌板置入后臼齿之间，利用杠杆作用撬开口腔，然后再置入口咽通气管。

Berman 咽通气管由一个中脊连接的两个水平板构成。水平板是扁平的，与 Guedel 通气管相比牙齿接触面积较大。Berman 通气管设计为可活动的上板和下板以铰链相连，可以将舌根抬起，但这种通气管由于插入咽部较深，可能触及会厌而诱发喉痉挛。

Ovassapian 口咽通气管有一个大的向前的凸缘可推开舌体，在门齿水平有一较大开口，便于进行纤维支气管镜气管插管操作。

2.鼻咽通气管

鼻咽通气管是用塑料或软橡胶等材质制成的不同长度和内径的柔软而弯曲的筒形通气管道，置入鼻腔后刺激小，患者更容易耐受。近端圆形外缘可防止鼻咽通气管滑入鼻孔并控制插入深度。

使用鼻咽通气管前，应充分润滑，并检查患者鼻孔的大小、通畅性、是否有鼻息肉和明显的鼻中隔偏曲。置入鼻咽通气管时，应轻柔操作以防止鼻中隔前下部的黏膜内 Little 区血管丛损伤出血。应用丁卡因或去氧肾上腺素滴入或喷雾可以使黏膜血管收缩，降低出血风险。如果鼻咽通气管全部插入后患者出现咳嗽或刺激反应，应该将其退出 1～2 cm，防止鼻咽通气管尖端刺激会厌或声带。若鼻咽通气管插入后患者气道仍梗阻，在排除通气管堵塞的情况下，可能是由于鼻咽通气管太短，远端出口不能越过舌根，应及时更换较长或大一号鼻咽通气管。

操作要点：①选择通畅的一侧鼻孔置入。对鼻中隔移位的患者，选用外鼻孔较小的一侧插入，因移位一侧鼻孔一般都较大。②通气管表面需先涂以利多卡因油膏润滑。插入前需在鼻腔内滴入血管收缩药，如麻黄碱或 4% 可卡因，以减少鼻腔出血。③鼻咽通气管的插入长度一般可按鼻尖至外耳道的距离推算，这样通气管的前端位置恰好在会厌的上方。④鼻咽通气管必须沿下鼻道腔插入，即通气管的插入方向必须保持与面部完全垂直，严禁指向鼻顶部方向（筛窦 Little 区）插入，否则极易引起凶猛的鼻出血。⑤插入动作应轻巧、柔和、缓慢，遇有阻力不应强行插入，可稍稍轻柔旋转导管直至无阻力感后再继续推进。⑥鼻咽通气管的并发症包括鼻出血和鼻咽部损伤、胃内容物误吸等,可在通气管管腔内置入细吸引管,保持随时吸引以做预防。⑦疑有颅底骨折的患者绝对禁用鼻咽通气管,有可能插入颅腔或引起颅腔感染。

二、气道通畅的维持

(一)维持气道通畅的基本方法

头后仰、抬颏和(或)托下颌技术是维持气道通畅的基本方法。其中托下颌的技术尤为重要。对于无面罩通气困难的患者,单手扣面罩,即单手将面罩紧贴在患者面部,简单抬颏,头后仰,不需要托下颌;同时另一手挤压呼吸囊即可获得良好通气。与单手抬颏相比,双手托下颌更为有效,此时患者仰卧位,头后仰伸展,操作者在患者头部,双手紧握下颌的上升支,着力点恰好在耳垂下方,用力向上向前推起,下门齿移至上门齿的前方,同时双手扣面罩;助手挤压呼吸囊。通气不良的患者推荐采用双手托下颌扣面罩,或者采用置入口咽通气管或鼻咽通气管并单手抬颏扣面罩或双手托下颌扣面罩的通气方法。如果上述方法仍不能维持良好通气,这就需要寻求助手帮助,一人继续双手托下颌扣面罩,另一人手控呼吸囊加压通气,双人做最大努力的通气支持。

(二)面罩通气

气道管理是临床麻醉医师在实施麻醉和急救过程中的首要任务,是围手术期麻醉管理的基础,如果没有充分保证呼吸道的通畅,任何麻醉都是不安全的。在气道管理过程中,面罩通气是最基本也是最重要的技术。全麻插管前首先要保证患者的通气,如果插管失败,面罩通气又是很重要的急救措施。因此,麻醉医师应该熟知困难面罩通气(difficult mask ventilation,DMV)的原因、熟悉预测和评估的指征、掌握面罩通气的方法和技巧。

1.DMV 的定义

DMV 是指有经验的麻醉医师在无他人帮助的情况下,经过 6 次以上或超过 1 min 的努力,仍不能获得合适的面罩通气。DMV 分级有助于围手术期面罩通气的管理,其判断标准更加客观,便于临床试验数据的对比,使得麻醉医师间交流更为准确。

2.DMV 相关危险因素

男性、体重指数较高、打鼾或睡眠呼吸暂停病史、蓄络腮胡、无牙、年龄大于等于 55 岁、Mallampati分级Ⅲ或Ⅳ级、下颌前伸能力受限和气道肿块或肿瘤等均是 DMV 相关危险因素。这些预测 DMV 的独立因素应该在术前气道评估中记录在案。同一个患者风险因素越多,DMV 发生概率就越大。但某单一因素导致 DMV 的特异性和敏感度尚未通过研究得出。预测可能 DMV 的患者中大部分通气是顺畅的(假阳性)。但预测出存在潜在问题者,将使得准备更加充分,有利于更好地制订方案,降低 DMV 的发病率和病死率。

3.围手术期 DMV 的常见原因

DMV 的原因大致可以分为操作方面原因和与气道相关的原因。严重胸廓畸形或脊柱后凸侧弯限制胸廓伸展亦可能造成 DMV。操作有误、设备不佳、体位没有处在最佳位置、某些药物的不良反应、气道部分或全部梗阻等因素都可能单独或联合起作用,导致 DMV 的发生。

(1)操作方面的原因:①操作者缺乏经验。②面罩大小不当,包括蓄络腮胡、颌面部解剖异常等导致与面罩不匹配。③头颈部没有处于最佳位置。④按压环状软骨不当。⑤药物相关因素,如阿片类药物诱导声门紧闭、琥珀酰胆碱诱导咀嚼肌僵直、麻醉深度不足或缺乏肌松药。

(2)气道相关的原因:上呼吸道梗阻和下呼吸道梗阻都可能影响面罩通气。

上呼吸道梗阻:①舌或会厌病变。②病态肥胖和睡眠呼吸暂停患者咽部软组织过多。③扁桃体肿大。④口、腭骨、咽或喉部肿瘤。⑤气道水肿,如反复插管、创伤引起以及血管性水肿。⑥喉痉挛。⑦外部压迫,如颈部大肿块或大血肿。

下呼吸道梗阻:急性支气管痉挛、气管或支气管肿物、前中纵隔肿瘤、僵直肺、异物、气胸和支气管胸膜瘘等。

4.围手术期 DMV 的处理

如果术前评估患者存在多种 DMV 风险因素,例如重度鼾症的患者合并有肥胖、下颌前伸受限、无牙等诸多因素,最安全的办法是维持清醒状态,表面麻醉下置入喉罩或气管插管。如果术前评估患者存在的 DMV 风险因素不是很严重,考虑到患者的舒适度,此类患者可以在保留自主呼吸的前提下适度镇静催眠,如给予右美托咪定、七氟烷吸入诱导或少量咪达唑仑、芬太尼加表面麻醉等。同时要准备好各种应急方案,既提高患者的舒适度又最大限度地降低困难气道发生的风险。

麻醉准备阶段应该全面检查面罩通气管理的设备,包括检查麻醉机,备好合适型号的面罩、口咽通气管和(或)鼻咽通气管、喉罩、喉镜叶片、可视喉镜以及纤维支气管镜等,准备抢救通气工具如环甲膜穿刺装置,明确备选方案,安排一名有经验的助手等。面罩大小应适合操作医师的手部和患者的面部,并且感觉舒适。面罩的上缘应放置于鼻梁之上,防止压迫眼球。操作者手的拇指和食指环绕呈"C"形,缺口处应超过面罩纵向中线,便于对面罩同侧半部分施压密封,拇指负责鼻部区域的密封,食指负责口部区域的密封,通过这两个手指实现面罩与面部轮廓的整体密封;没有牙齿的患者,面颊凹陷导致面罩与脸部不匹配,可放置口咽通气管或鼻咽通气管改善通气。中指、无名指和小指呈"E"形,中指和无名指的力点在下颌骨降支骨质,起"仰头""抬颏"和开放气道作用;并使面部向面罩迎合,加强面罩密封效果;小指力点在下颌角处骨质,起"托下颌"作用。同时另一手挤压呼吸囊。根据胸腹部起伏、潮气量、呼吸音、生命体征和对氧合与通气的监测结果(如呼气末二氧化碳和脉搏血氧饱和度监测)综合判断面罩通气效果。如果正压通气无法实施,考虑可能存在上呼吸道梗阻、肌肉张力过高妨碍胸廓扩张,肺顺应性下降或气道阻力增加等因素。这时应采用口咽通气管或鼻咽通气管、并通过仰头、抬颏或双手托下颌尽可能改善面罩通气。单人单手扣面罩难以维持面罩通气时,可使用双手托下颌扣面罩并加压辅助通气。

维持气道通畅时应选择恰当的人工气道用具和技术,同时也要考虑到造成面罩通气困难的原因是由于对工具熟悉程度不够,还是工具本身存在局限性;是由于临床判断不够准确,还是临床逻辑思维存在问题。总之,按照标准流程和紧急预案正确应用各种人工气道用具维持气道通畅,是气道管理的首要问题。

第三节 气管导管与支气管导管

一、气管导管

气管导管历经百余年的发展，现已成为最经典、最可靠、最常用的人工通气道，广泛用于临床麻醉和气道管理。气管导管可以建立确切的人工气道，防止分泌物、血液和反流的胃内容物误吸入气管与支气管；也可以实施正压通气，便于吸除气道分泌物，减少气道解剖无效腔；并且可作为心搏骤停期间急救给药途径。最初的气管插管是硬质无气囊气管导管，Trendelenburg于1871年发明充气套囊气管。1917年，Magill红色橡胶气管导管用于临床。1964年的气管导管和套囊整合在一起的聚乙烯(PVC)气管导管用于临床，但其套囊容量小，必须采用高充气压才能完全密封气道，使气道黏膜缺血损伤的可能性增加，故不适宜用于长期留置气管导管的患者。选择此型套囊气管导管，应尽可能选用患者允许的最大型号气管导管，套囊才能达到最佳密封效果。目前临床常用的气管导管均采用椭圆形高容量低压弹性套囊，充气后形状与气管解剖结构相吻合，气道密闭效果较好，损伤和并发症相对较少，不容易导致气管壁出血坏死，故气管导管可留置较长时间。但此类型套囊较容易破损，与气管壁接触贴合也不是非常紧密，套囊充气后囊壁易形成细小皱褶，有液体渗入风险；且此套囊，呼吸道创伤的发生率亦稍多于低容量高压气囊型导管。

以气管导管内径(ID)进行编号是目前的标准方法。而法制编号法(Fr)：导管外径(mm)×3＝气管导管法制编号(Fr)，多与内径编号同时标记在导管上。成人导管壁厚度多数为1 mm左右。气管导管壁厚度对低龄或气道狭窄患者尤为重要，因此内径≤6.0 mm的气管导管应以mm为单位标记其外径。气管导管的选择应考虑患者年龄、身高、性别、插管途径、鼻腔通畅度、留置导管时间长短等因素。根据泊肃叶定律，气管导管的通气阻力与管腔半径的四次方成反比，与导管长度成正比，选择较大口径气管导管可使气道阻力明显降低。气管导管长度一般在28～32 cm，随内径增加其长度逐渐延长，导管套囊近端附近有黑色线条或黑色环形标志，用来确定导管进入声门的最大长度，声门最好处于两条环形黑线之间。需要长期留置气管导管者宜选择高容量低压气囊导管。

(一)单腔气管导管

气管导管一般由橡胶、塑料、有机硅等材料制成。橡胶导管，由于相对较硬，组织相容性较差，现在已很少使用。硅胶气管导管质地柔软，组织相容性好，可反复使用，但价格昂贵。目前临床常用的一次性气管导管由聚氯乙烯(PVC)材料制成。

1.标准的气管导管

标准的气管导管包括以下组成：①气管导管远端斜面开口，角度为38°左右，一般开口朝向左侧。②尖端有开口的称为Murphy气管导管，尖端无开口的称为Magill气管导管。Murphy孔可以在气管导管尖端堵塞或打折时维持通气；而Magill气管导管的套囊与导管尖端距离较近,减少通气过程中气管导管尖端接触气管壁并损伤气管黏膜的风险。③远端附有袖套状充气套囊。④近端有与呼吸器连接的衔接管,其直径统一为 15 mm。⑤套囊由细导管与测试小气囊连接,借以了解套囊的胀缩及其充气压力。⑥小儿气管导管在距前端 2 cm 与 3 cm 处分别标有单个或双个黑圈标记,其目的在于指导导管插入气管的长度,防止插入过深。有些小儿导管壁上还涂有一条能放射显影的纵向黑线,在 X 线下可显影,借以了解导管在气管内的位置。6 岁以下的小儿多采用无套囊气管导管,以增加使用安全性,这与小儿气道狭窄部在环状软骨处有关。

2.导管的直径、弯度与长度

(1)气管导管的直径有内径与外径(mm)之分,内径介于 2.5～11 mm,其长度按 cm 计算。经口或经鼻气管导管都有半径为 14×(1±10%)cm 的弯度;弯度与导管内径有关,鼻腔气管导管内径<6 mm 者则无上述弯度。口腔与鼻腔气管导管前端斜口的角度分别为 45°和 30°,经口导管前端的斜面都向左侧方向开口;经鼻导管的斜面则有向左或向右侧开口两种。

(2)气管导管的标号通常有三类:①按导管的内径(ID)标号,各号之间相差 0.5 mm,均印在导管的外壁上,这是目前最常用的标准标号方式。②按导管的法制(F)标号:F 为导管的外周径值,F=导管外径(mm)×3.14。F 在导管外壁上均用双号数字 10、12、14、16 直至 42 编号标记。③以 Magill 专利号编号,按 00～10 标记。

3.气管导管选择

(1)对气管导管的口径和长度,应根据患者的年龄、插管途径、性别和身材等因素进行选择,一般成人导管长度以稍长于唇至环状软骨水平或稍下处(相当于气管中段)的长度为佳。

(2)可参考下列选择气管导管(ID):①成年男子可较同年龄的女子大 0.5～1.0 mm。②发音低沉者可较发音尖细者大 0.5 mm。③经鼻导管口径需比经口导管小 0.5～1.0 mm,成人一般用 6.5～7.5 mm。

(二)套囊

气管导管套囊是气管导管的防漏气装置,临床上有带套囊导管与不带套囊导管(简称“平管”)两类。

1.设置充气套囊的目的

(1)为施行控制呼吸或辅助呼吸提供气道无漏气的条件。

(2)防止呕吐物等沿气管导管与气管壁之间的缝隙流入下呼吸道(误吸)。

(3)防止吸入麻醉气体从麻醉通气系统外逸,维持麻醉平稳。

2.套囊的结构

由“充气套囊”“套囊细导管”及“套囊内压测试小囊”三部分组成,套囊均设于导管的前端,其长度因导管长度不同而有区别,一般为 2～4.5 cm,与导管前端的距离为 1 cm。套囊导管一般仅适用于成人和 6 岁以上的较大儿童,这与套囊可增加导管外径有关。因此,套囊导管不适用于声门、气管内径细小的新生儿、婴幼儿和 6 岁以内的小儿,此类小儿只能使用不带套囊的平管。使用平管完成气管插管后,可用浸渍液状石蜡油的纱布条,在明视或手指探触下,有次序地围绕气管导管的周围至梨状窝进行填塞以防漏气(称“咽喉填塞防漏法”)。本法也适用于充气套囊突然破裂而又无法临时更换气管导管的特殊场合。

3.套囊的充气技术

充气量应适中，合理的充气量应是既能控制囊内压不超过30 mmHg，又能达到完全防漏和防误吸的效果。充气量过大，气囊内压超过气管黏膜毛细血管正常平均动脉压(32 mmHg)时，可导致局部气管黏膜和纤毛压迫性缺血，拔管后可致气管黏膜坏死脱落，纤毛活动停止3～5 d，甚至形成局部溃疡，痊愈后可致气管环形瘢痕性狭窄。套囊的充气量不宜固定不变，临床上应以在缓慢不间断充气的情况下，直至挤压麻醉机贮气囊时喉部刚好听不到漏气声为准。具体的充气技术有以下两种。

(1)套囊最小漏气充气技术：为避免囊内压过高引起并发症的可能性，近年来套囊最小漏气的充气技术又再次得到重视，其方法是先将套囊充气直至听不见漏气声以后，再缓慢逐渐回抽出气体，直至在吸气期时能刚刚听到细微的漏气声为止。此后，为补充漏出的气体量，需要补充注入适量囊内气体，但仍以始终保持能听到细微的漏气声为准。此即为套囊最小漏气的充气技术，可使气管损伤程度降至最轻。

(2)套囊无漏气充气技术：套囊最小漏气的充气技术不适用于反复出现误吸、肺顺应性差、采用高呼气末正压通气(PEEP)等需要高压通气的患者。此时需要采用套囊无漏气充气技术，在上述套囊最小漏气的充气技术基础上，再往套囊内慢慢注入小量气体，边注气边倾听，直至听不到漏气声为止。此后，再定时测定囊内压，待囊内压降低时需重复注入少量气体。

4.套囊种类

根据套囊的充气容量大小，可分高压或低压套囊两种，分别称为高压低容量套囊和低压高容量套囊。

(1)高压低容量套囊：其体积较短小，充气容量也较少，具有低容量和低顺应性的特点。套囊充气后，套囊与气管壁的接触面较小，因此可使局部气管壁的黏膜承受高达180～250 mmHg的压力，才能产生有效封闭的效果。这样，局部气管壁的原有C外形将丧失，而变为内径缩窄的细管形；更重要的是高压套囊内压远远超过气管黏膜毛细血管灌注压(正常为25～35 mmHg)，由此可导致气管黏膜缺血、发炎、出血和溃疡形成，同时也可压迫气管后方的食管壁。持续的气管壁缺血，其最终结果是导致气管扩张、肉芽肿形成；或引起气管塌陷、气管壁坏死、气管狭窄；有些患者可出现气管-食管瘘形成，甚至腐蚀无名动脉。因此，目前已基本废弃不用高压容量套囊。

(2)低压高容量套囊：其体积较长大，充气容量也较大，具有较大容量和较高顺应性的特点。在正确充气套囊下，套囊呈匀称性香肠式膨胀外形，与气管的原形比较吻合而不致使气管变形，气管壁受压的范围较广，囊内压相对较低，气管黏膜毛细血管血流受阻较轻。低压容量套囊为目前普遍通用的套囊型。但应注意，套囊内压大于25 mmHg时，就有可能引起气管黏膜血流受阻。因此，尽管采用低压容量套囊，也必须重视套囊充气原则：充气应适度，以达到既不漏气，又不影响气管黏膜血流为准。

5.套囊的应用注意事项

(1)重视经常检查套囊内压，套囊一般都与测试小囊相连接，触诊测试小囊张力可随时粗略了解套囊的充气程度或漏气情况。尽管使用低压套囊，其囊内压也可能小于25 mmHg，但气管黏膜结构与功能仍可能出现某些影响，表现为局部组织学损伤和纤毛活动受抑制，其影响程度与套囊与气管壁的接触范围与时间长短有密切关系。

(2)对肺顺应性小和气道阻力大的患者，需要较高的套囊内压才能达到密封气道的目的，此时低压高容量套囊可能已不适用，需要采用高压低容量套囊。

(3)N_2O 全身麻醉时，由于 N_2O 能缓慢透过套囊塑料壁，随着麻醉时间延长，套囊内容量和压力均会相应逐渐增高。因此，在施行长时间 N_2O 麻醉时，更需要随时检查套囊容量，以防囊内压过高。有人建议利用麻醉环路系统内的混合气体充胀套囊(即不用空气)，可防止此类过膨胀现象的发生。

(4)长时间插管后囊内压可逐渐降低，但其降低程度与时间无相关性，可能与注入囊内的空气缓慢弥出塑料薄膜有关，需随时检查补注气体。

(5)施行正压通气期间，当气道压超过囊内压时，囊内压可出现间断性增高；在呛咳、过度通气，或患者的自主呼吸与呼吸机对抗时，可见囊内压暂时性增高。

6.套囊内压和容积的监测方法

综上所述可知，套囊内压与气管导管的选择合适与否有密切关系，施行定时监测和随时调整很有必要。将套囊测试小囊通过三通开关与一个弹簧血压计和空注射器相互连接，在完全密封的条件下，在吸尽咽喉腔内的分泌物后，通过操纵三通开关，利用注射器抽吸出套囊内的气体即可得知囊内的容积，再回注入气体即可测试囊内压。囊内压以维持吸气时为 22 mmHg (30cm H_2O)，呼气时为 15 mmHg(20cm H_2O)而无漏气为理想，其测定值都相对较小于实际值，因尚有一小部分气体遗留在囊和测试细管内。

(三)特殊气管导管

为了适应神经外科、口腔科、耳鼻喉科和头颈外科等手术的特殊需要，一些特殊气管导管被用于临床麻醉。

1.加强型气管导管

加强型气管导管的管壁内镶有螺旋形金属圈或尼龙螺旋形丝圈，目的在防止导管折曲或压扁。适用于头过度屈曲的坐位手术，或俯卧位手术，也适用于气管造口插管患者。相对 PVC 气管导管来说，该类导管比较柔软，插管时可能需要管芯或弹性探条引导。加强型气管导管可防止气管导管扭结而造成的气道梗阻，虽然有钢丝增加强度，可是一旦被咬瘪后不能自己回弹恢复原有形状，应需要特别注意，因此放置牙垫非常必要。

2.RAE 导管

预成型气管导管(Ring-Adair-Elwyn，RAE)预成型气管导管是为了适应患者面部轮廓而进行了特殊改良，便于头颈部手术时气管导管与麻醉呼吸机回路连接，并减少气管导管变形扭结产生气道梗阻的危险。同时其特殊形态也可减少气管导管对咽喉部的压迫损伤。RAE 气管导管型号多样，可有套囊或无套囊，可满足儿童和成人需要。

3.NIM-EMG 神经监测气管导管

NIM-EMG 气管导管有加强型和普通 PVC 型。该导管套囊的上方，声门水平两侧各有两条电极，可连接 NIM-Response 术中神经监测系统，可在麻醉手术过程中监测喉返神经和迷走神经功能。甲状腺切除等头颈部手术时如果手术操作接近喉返和迷走神经，NIM-Response 术中神经监测系统就会报警；亦可用于术中探测喉返神经和迷走神经，指导手术操作，减少手术损伤神经危险。

4.激光手术专用导管

20 世纪 70 年代激光手术技术飞速发展，尤其广泛应用于气道手术中。激光用于呼吸道手术时，需要特别注意，有可能发生气管导管起火燃烧的严重事件。激光束可直接点燃气管导管烧伤气道，亦可由燃烧的切除组织吸入导管，间接引燃导管。大多数气管导管由 PVC 制成，但 PVC 为易燃材料，不应暴露于手术激光之下。激光手术气管导管应以金属条和细薄棉布包裹，或导管由不可燃材料制成。气管导管的套囊在激光手术中最易损坏，可套囊内注入盐水，以吸收能量，防止套囊被激光烧穿；锡纸包裹气管导管，也有抗激光效果。金属和硅胶质地的双套囊的抗激光气管导管安全性更好。

5.Evac 气管导管

机械通气相关肺炎增加平均住院日，增加医疗费用，同时也会增加院内病死率。有报道表明，发生机制可能与声门下套囊上区间分泌物聚集，并漏入套囊下进入肺有关。为此，Evac 气管导管在单腔气管导管基础上设计增加了一个吸引通道，开口于套囊上方，以间断吸痰，防止口腔内病原微生物进入肺内引发肺炎。

6.Parker 尖端柔软型气管导管

Parker 尖端柔软型气管导管曲线型的尖端柔软而富有弹性，似“鹰嘴状”，遇到组织阻挡时，柔软的弹性尖端会弹开，从而改变运动方向，向阻力小的方向移位，不容易卡在气道组织结构上而产生切割性损伤。Parker 尖端柔软型气管导管与管芯类插管辅助设备或纤维支气管镜配合使用进行气管插管时，导管也更容易被引导进入声门。

二、支气管导管

肺隔离气管导管可置于左或右主支气管，实施肺隔离和单肺通气，现有三类用于临床：双腔支气管导管（double-lumen tube，DLT）、支气管封堵导管（bronchial-blocking tube，BB）和单腔支气管导管。

（一）双腔支气管导管

双腔支气管导管最早于 1949 年应用于临床，是目前最常用的肺隔离气管导管。

1.Carlens 双腔管

Carlens 双腔管是左侧支气管双腔气管导管。左管开口于远端进入左侧支气管，右管开口于距远端 6～8 cm 处的右侧管壁，其下方有舌状隆突钩，骑跨于隆突上，用来辅助双腔管的放置并最大限度地避免导管移位。导管远端在隆突钩处 45°角向左弯曲便于进入左侧支气管；两开口上方各有一个套囊，用于封闭左主支气管和主气道。隆突钩也带来一些问题，包括增加插管难度和引起咽部损伤、隆突钩折断、由隆突钩引起的导管错位和全肺切除时影响术者操作。

2.White 双腔管

White 双腔管是右侧支气管双腔导管。结构与 Carlens 双腔管相似，左管开口于主气道，右管向右弯曲 15°，便于进入右侧支气管，远端有一侧口，是右肺上叶通气口。

Carlens 双腔管和 White 双腔管均为橘红色医用橡胶制品，质地较硬，可反复消毒使用；高容量高压套囊不能被纤维支气管镜观察到，不便于使用纤维支气管镜进行双腔管定位；其质地较硬的隆突钩，对气管隆嵴形成较大刺激，现已很少用于临床。

3.Robertshaw 双腔支气管导管

Robertshaw 双腔管于 1962 年被应用于临床，是目前应用最广的双腔气管导管。其结构与 Carlens 双腔气管导管和 White 双腔气管导管相似，但无隆突钩，插管操作相对容易，但导管位置不易固定牢靠，翻身后应再次确认导管位置。

最初的 Robertshaw 双腔支气管导管也是橘红色橡胶制品，可重复使用，分为左侧和右侧支气管导管。质地较硬，插管时造成的气管损伤，而且吸痰管及纤维支气管镜的置入也比较困难。20 世纪 80 年代开始，一次性透明聚氯乙烯(PVC)材料制成的 Robertshaw 双腔支气管导管面市，管腔为 D 形，内径较 Carlens 管大，减少了气道内阻力，并且易于吸痰操作。其分为左侧及右侧两种，其中右侧双腔管在小套囊上有卵圆形的侧孔，以供右上肺通气。双腔管应用大容量低压套囊，且支气管套囊为蓝色，便于纤维支气管下检查定位。在主气管和支气管套囊旁设置不透射线的环状标记，特别在右支气管双腔导管的支气管套囊附近右肺上叶的开口处也设置了标记，可通过 X 线或纤维支气管镜检查导管的位置。通常成人应用 35 Fr、37 Fr、39 Fr 和 41 Fr 四种型号即可；现有最细的双腔管为 26 Fr(Rusch)，可以用于约 8 岁儿童；也有 28 Fr 和 32 Fr (Mallinckrodt Medical)用于 10 岁以上儿童。

（二）支气管封堵导管

支气管封堵导管近年来不断发展完善，从早期的 Fogarty 血管取栓导管到 Univent、Arndt 和 Cohen 等，对肺隔离技术进行了创新性的完善和补充。

1.Univent 支气管封堵导管

Univent 封堵管管壁内有一通道，内置可调整深度封堵引流管。使用时，先将导管插入气管，然后在纤维支气管镜引导下，将封堵管置入左或右支气管，套囊充气封闭一侧支气管，可防止患侧肺内容物侵入健侧肺。

套囊排气，即可恢复双肺通气。Univent 支气管封堵导管相对双腔管来说易于插管和定位；术后若需继续呼吸机治疗时无须换管；可选择性进行肺叶封堵；术中可对非通气侧肺实施 CPAP。但是支气管封堵引流管的内径较小，有时手术侧肺排气萎陷较慢，且术侧支气管内的血及分泌物不易吸出。

2.Arndt 支气管封堵导管

具有特殊引导线，封堵导管远端套囊为低压高容型。7 F 型号长度为 65 cm，9 F 型号导管长度 78 cm，管腔内有一根柔软的尼龙丝，在远端开口处形成一个柔软的圈套。套在纤维支气管镜上，引导和定位封堵目标支气管。退出引导线，管腔可用于吸痰、吸引排气加速封堵肺叶萎陷，也可对封堵肺叶实施 CPAP。但引导线一旦拔出，就不能再放回。如果术中 Arndt 支气管封堵导管脱出或移位很难恢复，只能更换新导管再次封堵。

3.Cohen 支气管封堵导管

Cohen 封堵管由美国麻醉医师 Edmond Cohen 发明，长 62 cm，外径为 9 F，远端具有 3 cm 长的软尼龙质地的可旋转角度尖端；近端有一角度调节轮，逆时针旋转角度调节轮可使其远端弯曲 90°以上。其更容易进入目标支气管，实施封堵和隔离。

（三）单腔支气管导管

单腔支气管导管是安置于支气管内的单腔导管。特点为管体细长，套囊短。为了保证右肺上叶的通气，右支气管导管前段套囊分两段，中间有一侧口对应右肺上叶支气管开口。随着双腔支气管导管和支气管封堵管技术的发展和完善，单腔支气管导管应用已越来越少，但在气管隆嵴切除及重建等特殊手术的气道管理中，仍能发挥其特殊作用。

第四节　气管内插管方法

在处理气道前，特别是气管内插管前，应首先评估上、下呼吸道的解剖结构及通畅程度，目的是对面罩通气及气管内插管的难易程度做出判断。其次是结合手术部位选择插管径路（经鼻腔、口腔或气管切开造口），并明确气管内插管的适应证与禁忌证，保障气管内插管的质量与安全。因此气管内插管前均应进行上呼吸道评估，做好思想上、人员上和物质上的充分准备，方可降低和消除由此产生的相关风险，以达到安全施行气管内插管的目的。

无论行静脉麻醉或吸入麻醉均有一个使患者从清醒状态转为可以进行手术或操作的麻醉状态的过程，这一过程称为全麻诱导。全麻诱导是预测无明确困难气道的患者气道处理时常用的诱导方式，而对于预测为困难气道的患者，则更多地采用清醒镇静表面麻醉或保留自主呼吸的浅全麻。采用何种诱导方法以及选用哪些药物，主要取决于患者的病情以及对面罩通气和气管内插管的困难程度和风险的评估，同时也应考虑麻醉医师的经验和设备条件。

一、气管内插管的适应证、禁忌证及优缺点

（一）适应证

1.手术麻醉适应证

手术麻醉适应证指手术麻醉患者的生命安危取决于是否采用气管内插管，否则禁忌在全麻下手术，包括：①全麻颅内手术。②胸腔和心血管手术。③俯卧或坐位等特殊体位的全麻手术。④急性呼吸窘迫综合征（acute respiratory distress syndrome，ARDS）患者全麻手术。⑤呼吸道难以保持通畅的患者（如颌面部、颈部、五官科等全麻大手术，颈部肿瘤压迫气管患者，重度肥胖患者等）。⑥腹内压增高频繁呕吐（如肠梗阻）或饱胃的患者。⑦某些特殊麻醉，如并用降温术、控制性降血术等。⑧需用肌松药的全麻手术。⑨简化麻醉管理也可选择气管内插管，如时间长于 2 h 的任何全麻手术以及颌面部、颈部和五官科等中小型全麻手术等，这取决于麻醉医师个人技术经验和设备条件。

2.危重病症

危重病症包括气道保护能力丧失者、严重呼吸功能障碍者、无创处理无效的患者以及严重循环功能障碍如心搏骤停患者等。

（二）禁忌证

（1）喉水肿、急性喉炎、喉头黏膜下血肿等在插管创伤时可引起严重出血，禁忌气管内插管，

除非急救。

(2)呼吸道不全梗阻者有插管适应证,但禁忌全麻快速诱导插管。并存出血性血液病(如血友病、血小板减少性紫癜等)者,插管创伤易诱发喉头声门或气管黏膜下出血或血肿,继发呼吸道急性梗阻,因此宜列为相对禁忌证。主动脉瘤压迫气管者,插管可能导致动脉瘤破裂,宜列为相对禁忌证;如果需要施行气管内插管,动作需熟练、轻巧,避免意外创伤。鼻道不通畅如鼻咽部纤维血管瘤、鼻息肉或有反复鼻出血史者,禁忌经鼻气管内插管。麻醉者对插管基本知识未掌握、插管技术不熟练或插管设备不完善者,应列为相对禁忌证。

(三)优缺点

(1)可有效保持呼吸道通畅,便于清除气管支气管内分泌物。

(2)对呼吸功能不全或喉反射不健全患者,可有效施行辅助呼吸或控制呼吸,避免胃膨胀并发症。

(3)对胸腔内手术患者或需要呼吸治疗患者,可按需施行各类正压通气。

(4)允许手术者将患者安置在任何体位(俯卧位、侧卧位、坐位和头低脚高位等),患者不致产生过分的通气障碍。

(5)允许麻醉科医师远离患者继续有效操控麻醉与通气。

二、气管内插管方法

气管内插管方法有多种,大致有三种分类方法。临床上常规的插管方法是明视经口插管法,其他方法主要为病情需要或为特殊插管患者而设计,可酌情选用。

(一)明视经口气管内插管法

经口气管内插管是将气管导管通过口腔、咽腔与声门插入下呼吸道的气管内或支气管内而建立人工呼吸道的一种方法。它是临床上建立人工呼吸道中最基本、最普遍的操作技术。明视经口气管内插管法为麻醉科医师必须熟练掌握的一项基本技能,要求做到安全、正确、无损伤。

1.插管前的准备

(1)气管导管的选择:成人与儿童气管导管的选择标准不同。①成人:男性成人一般需用内径 7.5～8.5 mm 的导管,女性成人需用内径 7～8 mm 的导管。②儿童:气管导管内径需根据年龄大小和发育状况来选择,也可利用公式做出初步估计,选择内径(mm)＝4.0＋(年龄/4)的气管导管(适合 1～12 岁)。另外需常规准备上下各一号的导管,根据具体情况再最后选定内径最适合的导管。值得注意的是如果选择加强型气管导管,由于其外径粗于标准的气管导管,所以宜选择内径小约 0.5 mm 的导管。

(2)导管插入深度:指从门齿至气管导管尖端的距离。成人导管插入深度一般女性为 20～22 cm,男性为 22～24 cm。1～12 岁的儿童导管插入深度可根据年龄用公式估计,经口插管的深度(cm)＝12＋(年龄/2),并根据儿童发育状况适当调整插入深度。一般认为气管导管最佳深度为导管尖端位于气管的中部,成人一般在气管导管套囊过声门 2～3 cm 即可。

2.气管内插管操作

(1)预充氧:在给予麻醉药物之前,可紧闭面罩下以 6 L/min 以上氧流量给患者平静呼吸 3 min以上或连续做 4 次以上深呼吸,即达到去氮预充氧的目的。

(2)全麻诱导：常规地静脉注射插管剂量的镇静催眠药、镇痛药及肌松药，使患者达到神志消失、肌肉完全松弛、呼吸停止和镇痛良好的状态，同时在纯氧辅助/控制呼吸后，应用喉镜明视声门下施行气管内插管。必要时也可在清醒表麻下实施。

(3)气管内插管头位：插管前可调整手术台高度，使患者颜面与麻醉者胸骨剑突平齐，以便操作。患者平卧，利用软枕使患者头垫高约 10 cm，头部置于“嗅物位”，肩部贴于手术台面，麻醉者用右手推患者前额，使寰枕关节部处于后伸位，以使上呼吸道口、咽、喉三轴线重叠成近似一条轴线，同时张口稍许，以利于弯型喉镜置入。如未张口，应用右手推下颌并用拇指拨开下唇，防止喉镜置入时下唇卷入损伤。

(4)气管内插管操作：包括喉镜显露声门和插入气管导管，以下详述常用的 Macintosh 弯型喉镜操作方法。

1)喉镜显露声门：显露声门是气管内插管术的关键步骤。左手持喉镜置入口腔前，用右手拇指将患者下唇推开，以免喉镜抬会厌时将下唇和舌尖夹垫于下切牙与喉镜片之间而引起损伤。用左手持喉镜沿口角右侧置入口腔，将舌体稍推向左侧，喉镜片移至正中位，顺着舌背的弧度置入。在操作过程中，应动作轻柔，逐步暴露，首先暴露腭垂，继续深入可见会厌的边缘，镜片深入至舌根与会厌交界处后，上提喉镜，即可看到声门裂隙。部分患者声门较高，在暴露过程中只能看到喉头而无法显露声门，此时可请助手在环状软骨处采用向后-向上-向右按压(backward-upward-rightward press，BURP)的手法下压，以利显露声门。在喉镜暴露的过程中，着力点应在喉镜片的顶端，并用“上提”喉镜的力量来达到显露声门的目的。切忌以上门齿作为喉镜片的着力支点，用“撬”的力量去显露声门，否则极易造成门齿脱落损伤。而直型喉镜片的着力点与弯型喉镜不同，在看到会厌边缘后应继续推进喉镜越过会厌的喉侧面，然后上提喉镜，以直接抬起会厌的方式显露声门。由于存在口咽腔的解剖弧度与插管轨迹，经口腔喉镜直视下气管内插管一般直接利用导管的自然弯曲度进行，也可将金属管芯预先置入导管内，使导管塑成所需弯度，以便于插入气管内。

2)插入气管导管：右手以执笔式持气管导管，将导管前端对准声门后，轻柔地采用旋转推进的方法插入气管内，避免使用暴力。如果患者存在自主呼吸，则在患者吸气末声门外展最大位时顺势将导管轻柔地插过声门而进入气管，一旦进入声门，立即拔去管芯，推入导管进入声门。导管插入气管后，置入牙垫并小心退出喉镜，套囊充气。连接呼吸回路，进行试通气。确认导管位于气管内后，妥善固定导管。

(5)确诊气管导管插入气管内的方法：气管导管插入后，应立即确诊导管是否在气管内，而没有误入食管。直视下看到气管导管在声带之间置入和纤维支气管镜检查可见气管环及隆突是判断导管位于气管内的可靠指标。在呼气末二氧化碳监测仪上可见连续 4 个以上不衰减的正常波形是判断气管导管在气管内的最可靠指标。

下列指征也可作为辅助判断指标，但有时并不可靠：①人工通气时可见双侧胸廓对称起伏，听诊双肺可听到清晰的呼吸音且双侧一致。②按压胸部时，导管口有气流。③吸气时透明导管管壁清亮，呼气时管壁可见明显的雾气。④患者如有自主呼吸，接麻醉机后可见呼吸囊随呼吸而胀缩。

（二）明视经鼻气管内插管法

明视经鼻气管内插管是指先将气管导管前端插入鼻前庭，通过手感盲探将导管穿过下鼻道或总鼻道，再穿出后鼻孔进入咽腔，然后左手持喉镜从口腔暴露声门，直视下将导管插入气管内的方法。

1.适应证

（1）为手术操作提供便利条件：如经口腔气管内插管会影响术野，或增加术者操作难度，如下颌骨骨折、口腔肿瘤等。

（2）需长期机械通气者：如呼吸功能不全需长期带管行呼吸机治疗的清醒患者，经鼻插管较经口腔插管的耐受性好，且有利于张口、闭口运动和吞咽等。

2.禁忌证

经鼻插管禁用于颅底骨折、广泛面部骨折、鼻腔不明原因出血、多发性鼻息肉、正在使用抗凝药、鼻腔闭锁、鼻咽纤维血管瘤、鼻骨骨折、菌血症倾向（如心脏置换或瓣膜病）以及全身出凝血障碍等患者。

3.经鼻气管内插管的准备工作

（1）鼻腔准备：尽可能选择较通畅的一侧鼻侧实施操作。插管前两侧鼻腔务必应用黏膜血管收缩药与黏膜表面麻醉，一方面使鼻腔空间扩大，有利于置入直径较粗的导管，并降低插管摩擦阻力；另一方面可减少或避免黏膜损伤出血，还能减少或降低患者的不适和痛苦。

（2）气管导管的选择：成人选择 ID(6.0～7.0)mm 的气管导管，一般成年男性选择 ID(6.5～7.0)mm 的导管，成年女性选择 ID(6.0～6.5)mm 的导管。专用的经鼻气管导管或尖端较软的气管导管可降低鼻腔损伤的风险。

（3）气管导管的润滑：将气管导管前端及气囊外侧涂抹润滑剂或 2%利多卡因凝胶，以降低鼻腔沿途插入的阻力及损伤。

（4）其他设备：备好鼻腔插管钳、吸引器以及吸痰管，一旦鼻腔出血流向咽腔应及时吸出。

4.操作方法

可在全麻快速诱导后或清醒表麻下实施操作。患者头后仰，操作者右手持气管导管以与面部垂直的方向插入鼻腔，沿鼻底部经下鼻道出鼻后孔至咽腔。切忌将导管向头顶方向推进，以免引起严重的出血。此步骤应轻柔操作，遇到异常阻力时应停止，以避免损伤。遇阻力时轻柔旋转导管或改用较细导管或改用另一侧鼻腔。鼻翼至耳垂的距离相当于鼻孔至咽后腔的距离。当导管推进至咽腔后，用左手持喉镜置入口腔暴露会厌。当显露声门后，右手在鼻腔外握持气管导管继续前行，并调整管尖方向，以便对准声门，再顺势插入。窥视导管气囊根部已完全进入声门下 2～3 cm 即可。若经调整后仍无法对准声门时，则可用插管钳经口夹住导管前端，将其送入气管内。目前有条件的单位一般均采用纤维支气管镜引导下实施该操作。

（三）盲探经鼻气管内插管法

盲探经鼻气管内插管完全是靠手感和听诊气流声音进行的，并在其引导下逐渐接近声门而插入气管。本法适用于张口困难、颞颌关节强直、颈椎损伤和口颏颈胸部联合瘢痕形成使头颅无法后仰以及其他无法从口腔置入喉镜进行插管的患者。气管导管出后鼻孔之前的方法与明视经鼻插管法者相同，鼻腔盲探气管内插管要点是务必保留患者的自主呼吸，宜在较浅的全麻下或采用清醒表麻下实施，一方面依靠自主呼吸气流引导插管，一方面自主呼吸下能满足自身机体氧合需求，创造安全的插管条件。

根据导管内的呼吸气流声的强弱，来判断导管与声门之间的相对位置和距离。导管口越正对声门，气流声音越响；反之，越偏离声门，声音越轻或全无。操作者以右手握持导管的后端，左手托住患者头枕部，并侧耳倾听导管内的呼吸音，当右手将导管缓慢推进时，因导管尖端逐渐接近声门，呼吸音也随之增强，说明导管插入方向正确，待导管内可闻到最清晰的呼吸音时，导管尖端正在声门口处，应在患者吸气时将导管推进，使导管进入气管内。

导管推进过程中如果遇到阻力，同时呼吸气流声中断，提示导管前端已误入梨状窝，或进入舌根会厌间隙，将导管后退至呼吸音最强处，通过左右或上下移动头位来调节咽腔内导管尖端的方向，使管尖向声门处靠拢，并再次注意导管内气流声，一旦气流声顺畅，可迅速将导管插入气管内。如插管失败，可再次调整头位，并依据气流声继续尝试。

若导管插入一定深度仍无阻力，且导管内气流声音随导管逐渐推进而消失，说明导管直接误入食管。此时缓慢后退导管，至听到呼吸音最强时停止，说明导管尖端已退出食管而接近声门，然后使头过度后仰，颈椎前凸，必要时可将套囊充气，可使导管前端上抬，同时继续根据气流声将导管推进。

（四）盲探经口气管内插管法

本法多采用清醒插管方式，最适用于部分张口障碍、呼吸道部分阻塞、颈项强直、颈椎骨折脱臼、颈前瘢痕挛缩、喉结过高、颈项粗短或下颌退缩的患者，其基本方法有两种：鱼钩状导管盲探插管法和手指探触引导经口插管法。

1.鱼钩状导管盲探插管法

插管前利用导管芯将气管导管弯成鱼钩状，经口插入，利用呼吸气流声作引导进行插管，方法与经鼻盲探插管者基本相同。本法成功的关键在于良好的表面麻醉和恰如其分的导管弯度。

2.手指探触引导经口插管法

术者运用左手食指插入口腔，通过探触会厌位置以作为插管引导。此法适用于多数插管困难病例。本法要求术者有一定长度的食指，同时需要完善的表面麻醉和患者的合作。

具体操作方法如下：①利用导管芯将气管导管弯成鱼钩状。②施行口咽喉头及气管黏膜表面麻醉。③患者取仰卧自然头位，术者站在患者右侧，面对患者。④嘱患者张口，牵出或伸出舌体，作深慢呼吸，并尽量放松颈部、口底和咀嚼肌。⑤术者用左手食指沿右口角后臼齿间伸入口腔抵达舌根，探触会厌上缘，并尽可能将会厌拨向舌侧。如果术者食指不够长，则可改作轻柔按压舌根的手法。⑥用右手持导管插入口腔，在左手食指引导下对准声门，于深吸气之末插入声门。

（五）逆行导引气管内插管法

1.适应证

当经喉气管内插管失败，而声门未完全阻塞的情况下，可以施行逆行气管内插管术。可在清醒加药物镇静状态或全身麻醉状态下完成逆行导引经口或经鼻气管内插管。尽管其成功率较高，但无经验者操作费时，创伤较大，患者较痛苦，有时还会遇到困难。因此，一般只是将它作为其他插管方法失败后的插管手段。

2.操作方法

首先用导针行环甲膜穿刺，然后经导针往喉方向将细导引丝或细导引管（也可用硬膜外导管替代）置入气管，并通过咳嗽反射，使导丝逆行通过声门抵达口或鼻咽腔，再用小钩将它从口或鼻孔牵出，或用钳夹出口腔，顺导丝套入气管导管，顺势推入声门。若导管尖端受阻于前联合处而不能顺利通过，可适当放松导丝，旋转导管，轻柔地将导管送入声门。

3.并发症

并发症包括插入导丝不成功、穿刺出血、血肿形成和气压伤等；其他潜在并发症与经皮环甲膜穿刺术和标准经喉气管内插管术相同。

三、支气管内插管方法

随着胸腔手术的发展，要求术中将两肺隔离并能进行单肺通气。通常有三种器具可以为麻醉期间提供单肺通气：双腔气管导管、单腔支气管堵塞导管（如 Univent 单腔管系统）和单腔支气管导管。双腔气管内插管是大多数胸科手术患者首选的肺隔离技术。

（一）支气管内插管的适应证

1.绝对适应证

绝对适应证包括：①防止患侧肺脓、血等污染健侧肺。健侧肺被脓、血污染可导致严重的肺不张、肺炎、脓毒血症甚至死亡；肿瘤或患侧肺切口所致出血可能导致健侧肺被淹。②支气管胸膜瘘、支气管胸膜皮肤瘘等病变妨碍健侧肺的通气。③巨大的单侧肺大疱或囊肿在正压通气时有破裂的危险，造成张力性气胸。④行单侧支气管肺泡灌洗的患者。在这些情况下，肺隔离能有效防范危险的发生。

2.相对适应证

为使术侧肺萎陷，暴露手术野，方便手术操作，避免手术器械导致的肺损伤及改善气体交换等情况均是肺隔离的相对适应证。包括胸主动脉瘤切除、肺叶切除（尤其是肺上叶）、胸腔镜检查、食管或脊柱手术以及一侧肺创伤手术等。

（二）支气管内插管的禁忌证

对气道内存在沿双腔导管通路上有任何病变（如气道狭窄、肿瘤、气管支气管断裂等），或气道外存在压迫（如纵隔肿瘤、主动脉弓动脉瘤）时，均应列为禁忌。相对禁忌证有：①饱胃者。②疑有误吸高度危险者。③正在施行机械通气的危重患者（这类患者不能耐受因换管操作需要短暂停止机械通气的情况）。④估计不能在直视下完成气管内插管的插管困难病例。⑤证明左主支气管呈帐篷式抬高且与总气管呈 90°以上角度者（这种情况不仅左主支气管内插管特别困难，且容易发生左主支气管损伤）。

（三）支气管内插管的方法

1.导管种类的选择

双腔气管导管内含两个腔，可分别为一侧肺通气。常用的双腔管包括 Carlens 双腔管和 Robertshaw 双腔管两种，Robertshaw 双腔管更常用。

2.导管侧别的选择

过去通常建议将双腔管的支气管端置入非手术侧，即右侧手术选择左侧双腔管，而左侧手术选择右侧双腔管，可增加双腔管位置正确的概率并减少其对手术的干扰。但因右侧主支气管长度较短，且右上肺支气管开口解剖变异很大，因此右侧双腔管的准确对位非常困难，在左侧胸内手术选择右侧双腔管时存在右上肺通气不足的危险。所以目前的观点认为，尽量选择左侧双腔管，只有当存在左侧双腔管禁忌时才选用右侧双腔管。左侧双腔管的禁忌证包括左主支气管狭窄、左主支气管内膜肿瘤、左主支气管断裂、气管外肿瘤压迫左主支气管及左主支气管分叉角度过大（至 90°左右）等。

3.导管型号的选择

选择的原则是使用最大适合型号的双腔管，可降低通气阻力并有利于吸痰操作及纤维支气管镜检查。双腔管的型号选择与患者的身高、体重有明显的相关性。目前临床上一般成年男性用 39 Fr、37 Fr 号，成年女性用 37 Fr 号，体格矮小者可用 35 Fr 号。

4.插管前准备

插管前首先检查双腔管的两个套囊是否漏气，连接管是否正确连接。使用水溶性润滑剂充分润滑导管前端及套囊，以减轻插管损伤并保护套囊免受牙齿划破。一般需将充分润滑的可弯曲硬质管芯插入长管腔内，使长管尖端塑形至符合患者咽喉部弯曲的弯度。

5.插管操作

麻醉诱导及喉镜暴露与单腔管气管内插管相似。对于左侧双腔管，暴露声门后，将双腔管远端弯曲部分向前送入声门，当双腔管前段通过声门后，拔出管芯，轻柔地将双腔管向左侧旋转 90°，继续送管至感到轻微阻力。置入导管的深度与患者身高之间具有高度的相关性。当双腔管到达正确位置时，身高 170 cm 的患者的平均深度是 29 cm，身高每增加或减少 10 cm，导管的深度增加或减少 1 cm。但这只是经验判断，正确的位置判断有赖于仔细的听诊及纤维支气管镜检查。

6.双腔管位置的确定

双腔管插入后，先充气主套囊，双肺通气，以确认导管位于气管内。然后充气支气管气囊，观察通气压力，听诊两侧呼吸音变化调整导管位置。先进行几次正压通气，双侧应均能听到清晰的呼吸音。若只能听到一侧呼吸音，则说明导管插入过深，两侧导管开口均进入了一侧主支气管。若一侧肺尖听不到呼吸音，则表明双腔管过深阻塞了上叶支气管开口。此时应松开套囊，每次将双腔管退出 1～2 cm，直至双肺闻及清晰的呼吸音。当双腔管到达正确位置后，夹闭一侧连接管，夹闭侧胸廓无运动，也听不到呼吸音，而对侧可见明显的胸廓运动并可闻及清晰的呼吸音，此时打开夹闭侧管腔帽时，应无气体漏出。

当临床征象判断双腔管位置不正常时，以左侧双腔管为例，存在三种情况：①插入过浅，两侧导管均在气管内。②插入过深，两侧导管均进入左主支气管。③也是插入过深，但两侧导管（至少是左侧管）进入右主支气管。当右侧导管夹闭时，如果左侧管过深进入左主支气管，则仅能闻及左侧呼吸音，若进入右主支气管，仅右肺可闻及呼吸音。若插入过浅，则两侧肺均能闻及呼吸音。在上述三种情况，若夹闭左侧管并将支气管套囊充气，则支气管套囊会阻塞右侧管的通气，造成两肺呼吸音全部消失或非常低沉。此时若将支气管套囊放气，则双腔管进入左肺过深时，仅能在左侧闻及呼吸音；若左侧管过深进入右侧管，则仅能在右侧闻及呼吸音；若双腔管插入过浅时，双肺均能闻及呼吸音。即使插管后双腔管对位良好，但因咳嗽、改变体位和（或）头位及手术操作影响等因素均可导致双腔管移位，故在围手术期当气道压力或患者的氧合状况发生变化时，均应确认双腔管的位置。使用纤维支气管镜定位是最可靠的方法。

7.纤维支气管镜定位

多项研究证实，即使根据听诊等判断双腔管对位良好，仍有25%～78%的患者经纤维支气管镜检查后发现其位置不当。因此单凭听诊常无法正确判断双腔管的位置，纤维支气管镜检查才是快速、准确判断双腔管位置的金标准。

对于左侧双腔管，因左右管开口末端距离为69 mm，而普通人左主支气管的平均长度为50 mm，所以通过右管若未看到蓝色套囊的上缘，则往往提示导管过深，左肺上叶开口很可能已被阻塞。而只要能看到蓝色套囊的上缘刚好在隆突之下，则左肺上叶被阻塞的可能性就很小。故左侧双腔管的正确位置为通过右侧管腔可直接观察到气管隆嵴，同时可见蓝色套囊的上缘刚好位于气管隆嵴之下，而经左侧管腔末端能看到左肺上下两叶的开口。

对于右侧双腔管，从左侧管可看到气管隆嵴及右侧管进入右主支气管。而通过右管可看到右肺中下叶支气管的次级隆突，并且通过右管上的右上肺通气孔看到右上肺叶开口。

（四）支气管内插管的潜在并发症

1.通气/灌注比失调

施行支气管内插管最常见的并发症为低氧血症。动脉血氧饱和度下降：①可能与右上肺支气管开口被堵塞有关。②可能与单肺通气继发通气/血流比失调有关，原先双肺通气量进入单侧肺，易致通气过多而相对血流不足，因而肺分流增加。解决的方法是增加FiO_2达1.0，同时降低潮气量和增加通气频率（借以保持相同的分钟通气量）。③可能与应用挥发性麻醉药有关，后者可抑制低氧性肺血管收缩（HPV），引起未通气侧肺血管扩张，同样引起肺分流量增加。解决的方法是尽量降低挥发性麻醉药的吸入浓度（1 MAC以下）或停用，改用静脉麻醉药。④在单肺通气中，通气侧肺吸入$FiO_2=1.0$；非通气侧肺用纯氧充气，并保持5 cmH_2O CPAP，则持续性低氧血症并不多见。

2.导管位置不正确

最常见的原因是导管选择过长，以致插入主支气管太深，可出现气道阻塞、肺不张、肺膨隆不能和萎陷、氧饱和度降低。导管选择过粗则不能插入主支气管也可引起导管位置不正确。解决方法：选择适合的导管，应用纤维支气管镜引导插管。

3.气管支气管破裂

气管支气管破裂是一个危险的并发症，与操作者缺乏经验、探条的应用不恰当、反复粗暴试插、存在气管支气管异常、气管导管或支气管导管套囊过度膨胀、手术缝合致拔管困难、手术切断导管前端以及组织脆变等因素有关。对气管支气管破裂的确诊可能存在一定的困难，临床征象多数仅为缓慢进行性的出血、发绀、皮下气肿、气胸或肺顺应性改变，有时难以据此做出明确的诊断。

对该并发症应从预防着手：讲究探条的质量；支气管导管套囊充气不超过2～3 mL；移动患者体位或头位时，应先放出套囊气体；在处理和切断支气管前，应先放出套囊气体，仔细稍稍退出导管的位置；手术结束拔管应是十分容易，拔管无须用暴力，拔管后应检查支气管导管的完整性等。

4.其他并发症

其他并发症包括损伤性喉炎、肺动脉流出道阻塞所致的心搏骤停、肺动脉缝线误缝于双腔管壁等。拔管期可发生轻微出血、黏膜瘀斑、杓状软骨脱臼、喉头和声带损伤，偶尔可发生断牙等。

(五)经气管内单腔管的支气管封堵管(Univent 封堵管)

将单腔气管导管与支气管封堵管结合，其单腔管口径大，便于吸引和通气。目前成人最常应用的是 Univent 单腔管系统，简称为“Univent 导管”。

1.适应证

(1)预计术后须行机械通气的患者：如肺功能差、预计术中有肺损伤、需要大量输血或输液以及预计手术时间长的患者，应用单腔支气管堵塞导管进行肺隔离可以避免术后换管带来的危险。

(2)胸椎手术：术中需要变换体位，应用单腔支气管堵塞导管可以避免导管移位。如果气道严重变形，可能会影响双腔管的放置，而对支气管堵塞导管的影响则很小。

(3)双肺手术：如果双肺都需要阻塞，如双肺手术或待定的手术，最好选用单腔支气管堵塞导管。

2.禁忌证

因不能对任意单侧肺行间歇正压通气和吸引功能，所以不适于急性呼吸窘迫综合征(ARDS)患者的手术。

3.操作方法

单腔支气管堵塞导管的插管途径和操作方法，基本与经口气管内插管法者相同，不同之处包括如下。

(1)插管前必须用听诊器仔细作双侧肺呼吸音听诊，右侧插管者要重点听两肺锁骨下区的呼吸音，作为插管后右肺上叶呼吸音变化的参考。

(2)插管前先将活动性套管完全回缩至导管体内，插入导管至气管内。通过连接管上的自封闭隔膜孔，插入纤维支气管镜。将单腔管向手术侧旋转 90°，直视下将支气管阻塞器送入手术侧支气管内。此时将支气管阻塞器的蓝色套囊充气，观察套囊位置是否正好位于隆突下。封堵器位置合适后，应注意其近端刻度，近端小帽应处于封闭状态，以免回路气体泄漏。单肺通气时，将支气管阻塞器套囊充气(最好在纤维支气管镜直视观察下)，并移除近端小帽以加速隔离肺内气体逸出。盲视下放置支气管阻塞器多难以成功，尤其是左主支气管，此外盲视操作容易引起气管损伤，发生出血甚至气胸的可能。

(3)支气管阻塞器套囊充气后，检查气囊压力，用听诊法判断阻塞肺是否完全阻塞，如阻塞侧肺呼吸音消失，气囊放气后呼吸音恢复，证明套囊位置正确，否则需再次调整。

(4)确定内套管位置后，把内套管外管固定帽移至外管末端，内套管固定在主管的固定带上。

4.Univent 导管的优点

(1)Univent 导管插管的难度与普通单腔管类似，但更易于获得肺隔离，保障患者的安全。

(2)在定位过程中可以通过单腔管持续供氧。

(3)在术后需机械通气时不需要换管,从而避免了换管的风险,而胸椎手术术中需要变换体位时,应用 Univent 导管可以避免导管移位。

(4)可以选择性地阻塞一侧肺的某个肺叶,可明显减少单肺通气对机体氧合功能的影响,避免术中低氧血症的发生。

(5)术中也可通过支气管阻塞器对非通气侧行持续气道正压通气(CPAP),改善术中低氧血症。

5.Univent 导管的缺点

(1)因支气管阻塞器的内径较小,故病变侧肺萎陷时间长。此时可将支气管阻塞器套囊放气,并将呼吸机断开,使气管导管与大气相通,手术医师缓慢地挤压术侧肺,将气体排出,然后重新将支气管阻塞管套囊充气,达到隔离目的。

(2)萎陷侧肺重新充气时间长,此时应松开支气管阻塞器套囊,通过主通气管对术侧肺进行正压通气,使术侧肺缓慢复张。

(3)阻塞器导管管腔很细,易被血液、痰液阻塞,可采用负压吸引清除分泌物。

(4)支气管阻塞器套囊为高压气囊,长时间使用应注意避免气道损伤。

(5)术中支气管阻塞器套囊有时会有小的漏气。

(六)独立的支气管阻塞器

1.Fogarty 取栓管

Fogarty 取栓管内有一硬质管芯,将导管前端弯成一定的弧度后,可较为方便地控制取栓管的运动方向,通过旋转比较容易进入一侧支气管。进入合适位置后,在直视下向套囊内充气 0.5～1 mL,封闭手术侧支气管。确认支气管阻断状况后,将取栓管与气管导管固定在一起。本装置的最大缺点在于无法引流隔离肺,此外套囊为低容量高压套囊,长时间充气可导致黏膜损伤,应尽量减少充气量,达到刚好能封闭支气管即可。

2.Arndt 支气管封堵导管

Arndt 封堵导管是一种独立的阻塞导管,远端有一椭圆形或圆形的低压高容蓝色气囊和一可便于定位的引导线。导管中间有一细小的管腔可行吸引、吹氧、高频通气等操作,管腔内有一根柔软的尼龙管芯。近端有一调节阀和指示气球,分别起调节引导线和注气后判断气囊的压力作用。

首先常规插入单腔气管导管。然后将连接器与气管导管连接。经连接器上的阻塞器开口置入支气管阻塞器,再将纤维支气管镜通过连接器的纤维支气管镜开口插入,并将阻塞器前端的线圈套在纤维支气管镜上。继续插入纤维支气管镜,在进镜的同时将支气管阻塞器带入目标支气管。待患者改侧卧位并最后确认好支气管阻塞器的位置正确无误后,拔出引导线。若行肺叶阻塞时,向阻塞器套囊内注气 2～3 mL 即可,若行一侧全肺阻塞,则需要注入 5～8 mL 空气方能达到阻塞效果。

第三章　急症手术的麻醉

急症手术患者由于患者病情危重且缺乏充分术前准备，麻醉死亡率比择期手术高2～3倍。遇到需行急症手术的危重患者，除应常规实施麻醉，还应及时有效地维护患者生命器官功能，包括休克治疗、纠正严重电解质紊乱，以及急性肾衰竭、DIC和ARDS等的预防和处理。充分了解急症手术患者的病理生理特点、正确估计病情、进行必要的术前准备、加强术中监测，并积极做好各种抢救准备，是提高急症手术患者麻醉安全性和患者的术后存活率的重要前提。

第一节　急症手术患者特点

急症手术患者可来自各临床手术科室，种类比较多，但存在一些共同特点。

一、情况紧急

急症患者可能存在大量失血或活动性出血，如严重创伤出血、消化道出血、异位妊娠破裂出血等；急性呼吸道梗阻，如气管异物、分泌物或呕吐物阻塞或误吸、颌面咽喉部损伤引起的组织移位和出血堵塞呼吸道、下颌松弛舌根后坠等；急性心脏压塞、张力性气胸等严重情况要立即进行处理，待病情稳定后再做进一步全面检查。

二、病情危重

严重创伤和失血患者，常因血容量急剧减少致失血性休克；烧伤、肠梗阻患者由于体液大量丢失也可致低血容量性休克；腹膜炎、急性坏死性胰腺炎或其他严重外科感染可导致感染中毒性休克。上述休克患者多数存在明显水、电解质和酸碱平衡失调。胸部外伤、颅脑外伤、复合性外伤等病情发展迅速，可因呼吸循环衰竭死亡。胸部外伤患者病死率约为10%，若合并其他部位损伤，病死率可上升到15%～20%。所以要充分了解病情的危重程度，重视早期的呼吸循环复苏，尽可能纠正低血容量和代谢紊乱，为麻醉创造有利条件。

三、病情复杂

外伤患者的救治中有两个最重要的概念：第一，任何伤员均有可能是多处损伤；第二，显而易见的损伤并不一定是最重要或最严重的损伤。若为老年人，还可能并存慢性心肺疾病，增加处理的复杂性，发生并发症的机会也增加。尽可能全面地了解病史，做好详细的体格检查和必要的特殊检查，才能准确判断伤情，提供恰当而及时的治疗。

四、疼痛剧烈

创伤、烧伤、急腹症等急症患者均有严重疼痛，骨关节损伤的疼痛尤为剧烈。疼痛不仅增加患者痛苦，而且能加重创伤性休克，并促使某些并发症的发生。如胸部外伤疼痛干扰患者的呼吸运动，使通气量下降，肺内分泌物潴留，导致缺氧、二氧化碳蓄积和增加肺部感染的机会；下腹会阴部损伤疼痛可引起排尿困难和尿潴留；剧烈疼痛还可使患者烦躁不安，不能较好地配合检查和治疗。因此急症患者术前即需良好的止痛，但术前镇痛、镇静药的用量较大，有可能影响术中和术后麻醉处理，应权衡利弊。

五、饱胃

创伤患者多为饱胃。严重创伤后由于疼痛、恐惧、休克等引起强烈应激反应，使交感神经功能亢进，迷走功能抑制，胃肠排空时间显著延长。正常胃排空时间为 4～6 h，有研究结果表明创伤后胃的排空极为缓慢，24 h 后胃内仍有食物残留，所以对创伤患者饱胃程度的判断须以进食后到受伤前的一段时间为准。胃肠穿孔、肠扭转梗阻、胰腺炎均可因饱胃而诱发，所以急症患者应一律按饱胃对待。对神志障碍、咽喉反射减弱以及全麻患者，饱胃极易引起呕吐、反流和误吸。有研究结果显示全身麻醉诱导时，择期手术胃内容物反流率约为 10%，而急症手术可达 25%以上。全身麻醉术后恶心、呕吐发生率更高，为 25%～30%。

第二节　急症患者术前评估与准备

一、术前伤情评估和病情分级

麻醉医师在处理急症患者前需对患者一般情况和伤情做出全面评估，除了解损伤情况外，更应重视全身情况和重要器官功能状况。

为了对患者的全身情况和麻醉耐受力做出全面的评估，美国麻醉医师学会（ASA）将患者的全身状况进行了分级，这一分级方法已在全世界得到承认和使用。1～2 级患者麻醉耐受力良好，麻醉经过一般较平稳；3 级患者麻醉存在一定危险性，麻醉前须做好充分准备，对可能发生的并发症要采取有效措施进行预防。4～5 级患者危险性极大，麻醉中随时有死亡的危险。急症患者在每级数字前标注“急”或“E”字。

急症患者因发病突然，病情变化迅速，所以用 ASA 分级判断病情尚有一定困难。用创伤患者分级法判断急症患者病情，可能更具有临床价值。创伤分级包括动脉收缩压、脉搏及毛细血管充盈、呼吸频率、呼吸运动、格拉斯哥昏迷评分（Glasgow coma scale，GCS）等五项评估标准，总分共 16 分，评分越低说明创伤越严重，麻醉危险性亦越大。动脉收缩压、脉搏及毛细血管充盈情况主要用来判断患者的循环功能状态。

严重失血、休克及心功能低下时，表现为动脉压下降和外周循环障碍。失血、休克时外周血管收缩，动脉舒张压可能变化不显著，不能较敏感地反映循环状态，而收缩压的下降除可反映血容量外，还可反映心肌收缩功能。呼吸频率加快表明有缺氧、二氧化碳蓄积、循环功能低下或呼吸困难。但呼吸频率显著变慢可能是严重缺氧、中枢抑制、颅内高压等危重情况的表现。呼吸运动反常表明有严重上呼吸道梗阻或多根肋骨骨折。Glasgow 昏迷评分是用来表示昏迷深度的评分法，评分越低，说明昏迷越深，脑组织的损伤程度也越重。

自 20 世纪 80 年代以来，美国健康服务中心推荐使用急性生理和慢性健康状况评估法(acute physiology and chronic health evaluation，APACHE)。发展至今，APACHE-Ⅱ和APACHE-Ⅲ被广泛用于危重病患者的病情分类和预后的预测。它可对患者病情做出定量评价，分值越高，表示病情越重，预后越差。APACHE-Ⅱ由急性生理学评分(APS)、年龄评分和慢性健康评分(CHS)三部分组成。

二、术前心功能评估

即使发病前心功能正常，急症患者发病后仍有许多因素影响心肌功能。

(1)失血等原因引起的长时间休克会导致心肌缺血，影响心肌收缩力，甚至出现心律失常、心衰或心脏停搏。

(2)创伤时心肌抑制因子的产生，可使心肌收缩力减弱。

(3)腹膜炎、胰腺炎等引起的感染性休克，大量毒素吸收可抑制心肌。

(4)心肌直接受到损伤或挤压、移位。

心功能受损的患者可能表现为低血压、心排血量下降、心率增快、中心静脉压或肺毛细血管楔压增高、少尿、无尿、末梢循环差等。急症患者多同时存在低血容量和微循环功能障碍，上述指标的变化常受到各种因素干扰。此外，以日常活动情况、屏气试验作为判断心功能的指标，对急症患者心功能判断用途不大。

急症患者判断心功能最有效方法是监测动脉压、中心静脉压或肺毛细血管楔压、心排血量、尿量、心率和混合静脉血氧饱和度等，以及在此监测基础上进行的输液试验。当患者血压低而中心静脉压或肺毛细血管楔压升高时，表明有心功能不良。输液试验系于 5～10 min 内给低血压而中心静脉压或肺毛细血管楔压正常的患者，输入乳酸钠林格液或生理盐水 250 mL，若患者中心静脉压或肺毛细血管楔压上升 3～5 cmH_2O，血压、心排血量、尿量、心率和混合静脉血氧饱和度不变或进一步恶化，则提示患者有心功能不良。其中肺毛细血管楔压升高代表左心功能不良，中心静脉压升高代表右心功能不良。若动脉压升高，中心静脉压和肺毛细血管楔压变化不大或不变，则表明存在低血容量。

三、失血量估计和血容量补充

创伤、烧伤、急腹症等患者可因失血、失液导致低血容量甚至休克。失血量估计和血容量补充是急症患者术前、术中及术后处理的重点问题之一。创伤失血与受伤部位、损伤程度有关，一个手掌大小的表面性伤口失血可按 500 mL 计，大血管损伤者更甚。大腿、骨盆、胸腔或腹腔创伤，失血量可达 1 000～4 000 mL。血细胞比容或血红蛋白浓度在急性失血时下降并不明显，在肠梗阻、腹膜炎或烧伤等以失液为主的低血容量患者反而会因浓缩而升高。

四、急救设备

(一)呼吸支持设备

1.开放呼吸道用具

开口器、面罩、口咽通气道、喉镜、喉罩、喷雾器、气管导管、食管气管联合导管、管芯、插管钳、牙垫、注射器、吸引器及吸引管。

2.给氧及辅助呼吸用具

氧气、简易呼吸器、麻醉机。

(二)循环支持用具

套管针、中心静脉穿刺器具或静脉切开用品、带电脑输液泵及注射泵加压输血器、除颤仪及各种急救药品。

(三)其他

导尿管、胃管。

五、监测

(一)循环系统监测

除一般监测项目如血压、心电图、脉搏-血氧饱和度(SpO_2)及脉搏以外，急症患者可酌情选用直接动脉测压、中心静脉压、肺动脉压及肺毛细血管楔压、心排血量、体温等监测。

(二)呼吸监测

除呼吸频率、呼吸幅度及呼吸音外，必要时须监测潮气量、分钟通气量、吸入氧浓度、呼气末二氧化碳浓度、呼吸道压力、血气分析等。呼气末二氧化碳分压($Pet\ CO_2$)可反映肺泡气二氧化碳分压，且与 $PaCO_2$ 相关性良好，对于判断通气功能、证实气管导管的位置及通畅程度具有重要意义。

(三)其他监测

有血清电解质如血钾、血钙、血乳酸盐浓度、血细胞比容、血小板计数、出凝血时间、凝血酶原时间、3P 试验(鱼精蛋白副凝固试验)等，必要时可行肌松监测和脑电双频指数(bispectral index，BIS)监测。

第三节　急症手术麻醉处理

急症麻醉是临床麻醉的重要组成部分，也是临床麻醉工作中较为困难的问题，麻醉死亡率及并发症均高于择期手术患者。麻醉医师须具有良好的判断力，能做到准确有效的控制疼痛，维持血流动力学稳定，保持各生命器官最适宜的供血和氧耗，确保急症手术的顺利完成。

一、麻醉前用药

对急症患者要重视术前止痛，解除患者精神紧张及恐惧心情，因此均应给予麻醉前用药，但用药应以不使血压下降、不引起呼吸抑制为前提。一般可按常规用药，对病情垂危和昏迷患者，可免用镇静、镇痛药物，但不宜省略抗胆碱药。对休克患者均应以小量、分次静脉给药为原则。

急症饱胃的患者术前给予 H_2受体拮抗剂，可降低胃液酸度、预防 Mendelson 综合征的发生。甲氧氯普胺（胃复安）作为一种中枢性镇吐药，可抑制延脑的催吐化学感受器而产生镇吐作用，它还能增加食管下段括约肌张力，加速胃排空，减少食物反流。术前用于急腹症患者，有预防呕吐和食物反流作用。

二、麻醉方法选择

选择麻醉方法应以不干扰呼吸、循环代偿功能，不影响复苏，又能符合手术操作要求为原则。常用方法为局部麻醉、神经阻滞麻醉、全身麻醉。

（一）局部麻醉

局部麻醉一般用于耳鼻喉、眼科、口腔科及小范围表浅软组织清创缝合和简单的骨折闭合整复等手术。它对全身干扰少，呕吐误吸可能性小，局麻药中加入少量肾上腺素还可减少手术野渗血，有利于手术操作。中耳手术时采用局部麻醉还可及时识别面神经是否有损伤。但局部麻醉受手术范围、时间和局麻药剂量的限制，对手术范围广、手术时间长、要求患者头部长期固定于特殊体位的手术，不宜选用局部麻醉。重危患者，对应用全麻有顾虑者或病情紧急需立即手术改善症状者，如剖宫产合并胎儿宫内窒息的患者亦可先选用局麻。局麻亦用作其他麻醉的辅助麻醉。谵妄和不合作患者应避免单独使用局部麻醉。使用局部麻醉时还需注意局麻药中毒的危险。

（二）神经阻滞麻醉

上臂中部 1/3 以下的损伤，可选用锁骨上、肌间沟或腋入法臂丛神经阻滞。创伤失血并且休克未完全纠正的患者，绝对禁用蛛网膜下隙阻滞或硬膜外阻滞。单纯下肢或腹部损伤、妇产科急症手术等，估计失血量不大，也无任何低血容量表现，经输血输液治疗，血压脉搏稳定者，尚可慎用连续硬膜外阻滞，但必须注意：保证静脉输注通畅；小量分次注射局麻药，尽量控制最小的有效麻醉阻滞范围，局麻药的浓度和剂量必须尽可能减少。行剖宫产的孕妇硬膜外阻滞后，腹肌松弛，子宫直接压迫下腔静脉，使静脉回流量减少，从而导致心排血量减少，血压降低，易发生“仰卧位低血压综合征”，需调节体位并控制麻醉阻滞范围来避免它的发生。对休克前期，或休克初步纠正，但仍有明显血压波动，或改变患者体位时仍出现血压下降，或下肢严重创伤使椎管穿刺有困难的患者，不应勉强采用硬膜外阻滞。

（三）全身麻醉

急症手术需行全身麻醉一般有下列情况：严重创伤（如多发骨折、头颈、心脏、躯干损伤等），原发疾病恶化或急性发作（如肝癌破裂出血、动脉瘤破裂出血、宫外孕失血性休克等），患者循环、呼吸不稳定，其他麻醉方法不利于手术操作、不利于患者监护等。但使用时须避免深麻醉，只需维持浅麻醉复合肌松药即可。对失血性休克患者应在扩容和吸氧下，行气管内插管浅全麻，加肌松药控制呼吸为原则。

1.麻醉诱导

急症患者多为饱胃，麻醉诱导的关键是首先控制呼吸道，插管时须防止胃内容物反流误吸，可采用清醒插管或静脉诱导插管。如采用静脉诱导插管须按饱胃原则处理。常采取下列措施。

(1)可放置粗胃管负压吸引，虽不能完全吸净胃内容物，但因胃管刺激有时诱发呕吐，有助于将部分胃内容物吐出。

(2)使用 H_2组胺受体阻滞药，可降低胃液酸度、减少胃液分泌、减轻酸性胃液误吸综合征的严重程度。

(3)表面麻醉清醒气管插管是保证呼吸通畅、避免误吸的最安全方法。

(4)静脉诱导插管时应结合压迫环状软骨法，防止误吸。

呕吐、误吸不仅发生于麻醉诱导期，麻醉苏醒拔管时也易发生呕吐、误吸。因此，急症手术后，须待患者咳嗽、吞咽反射恢复，呼之能反应后再拔管。如患者手术时间长、病情严重、血流动力学不稳定，须转入重症监护病房监护，待情况稳定后再慎重拔管。

有的急症患者在急症室抢救时已行气管插管，入手术室后应检查气管导管的位置、粗细、通畅度及有无漏气，若不理想应予以更换。

因静脉诱导药物的药理特性、作用方式及优缺点各有不同，不同的急症手术药物选择亦不相同。但总的要求是减少血流动力学改变，避免发生不良反应，力求诱导平稳。

2.麻醉维持

休克与低血容量患者对全麻药的耐量减小，无论吸入、静脉或静吸复合用药，仅需小量就足以维持麻醉，如辅助肌松药用量可更减少。低浓度恩氟烷或异氟烷对循环影响均较小，可选用。异氟烷使心率增快，心排血量增加，外周血管阻力降低，适用于休克患者。氧化亚氮-氧-镇痛药-肌松药复合麻醉对循环影响极轻微，但禁用于气胸，皮下、纵隔气肿或气栓等患者。肌松药可选用对循环影响较小的维库溴铵。氯胺酮可导致颅内压和眼压升高，应慎用于脑外伤和眼外伤的急症患者。

神经安定镇痛麻醉适用于某些危重患者，对血压、脉搏的影响较轻，循环较易维持稳定，但必须在补足血容量的基础上进行。

急症患者的麻醉方法必须掌握多种麻醉药复合的平衡麻醉原则，以尽量减轻机体对麻醉的负担，尤其长时间麻醉时，不宜使用单一的吸入麻醉药，否则麻醉药在组织中过饱和，易导致术后肺部并发症。另外长时间麻醉中为减少全麻药的用量，可采用全麻联合局麻或阻滞麻醉的方式，以减少药物的不良影响。

第四节　围术期呼吸与循环功能支持治疗

一、气道控制及呼吸功能支持治疗

保证足够的气体交换是抢救急症患者的首要问题，因为缺氧是危及生命的最危险因素，氧合能力丧失将导致患者永久性脑损伤，缺氧5～10 min即可致死。创伤患者往往会面临气道阻塞和通气不足等危险因素。气管内插管的指征包括：脑外伤Glasgow昏迷评分≤9分、休克、呼吸道梗阻、需要镇静的烦躁患者、胸部外伤伴低通气、复苏后缺氧、心脏停搏、全身衰竭、腹腔手术后患者有剧烈腹胀、上消化道大出血、呼吸道烧伤等。气管内插管不仅可解除呼吸道梗阻，还可有效地预防呕吐误吸，同时可行辅助或控制呼吸、改善缺氧及二氧化碳潴留。插入的气管导管应进行确认，导管误入食管或气管内导管脱出均十分常见，如未能及时纠正，病情将迅速恶化。上呼吸道梗阻如果为下颌松弛或舌后坠引起者，可用托下颌、头后仰等手法暂时解除，亦可采用口咽或鼻咽通气道，对插管困难、有插管禁忌证、需长时间控制或辅助呼吸者，可行气管切开术。如果需要通过外科手术，如气管造口术、胸廓造口术或开胸术等，建立可靠的气道以维持足够通气，那么这些手术操作务必优先于其他治疗措施。紧急气道的急救技术如下。

1.经皮环甲软骨穿刺造口术

用14号套管针经环甲膜插入气管内，拔去内管针，用胶布固定于皮肤上，接氧气管。通过氧气管以8～10 L/min气流速度可达到氧合目的，但不能进行通气，只能起暂时性急救作用，不能长时间应用。对上呼吸道完全梗阻患者因可导致严重气压伤，属绝对禁忌。

2.支气管镜插入术

由气管异物、外伤性气管破裂、气道狭窄或纵隔肿块引起的部分气道梗阻，有时需要用硬支气管镜插入支持呼吸。插入硬支气管镜通常要在全麻下进行。必须准备多种型号的支气管镜以备随时使用。

3.快速气管造口术

为缓解严重的上呼吸道梗阻，环甲膜穿刺造口术是快速有效的方法，但往往通气不足，可用快速气管造口术。使颈部伸展，在环甲软骨下方作小切口。用手术刀柄或钳分离组织，插入特制气管造口套管或气管导管。

4.喉罩或食管气管联合导管的应用

当患者情况危急，呼吸极度困难，手边又缺乏气管插管设备，或遭遇困难插管时，可应用喉罩或食管气管联合导管迅速缓解患者呼吸困难和缺氧状况。

二、围术期循环功能支持治疗

急症患者多有出血、低血压等症状，必须极为关注，因为持续失血将在数分钟至数小时内使患者死亡，需及时对患者失血及循环状况进行评估。在进行其他评估同时，应当考虑到患者存在休克可能。循环的评估应贯穿于整个治疗的全过程，从进入手术室一直持续到正常生理机制恢复。

同时，麻醉医师还要负责围术期液体容量管理并进行适当的复苏。对这类患者及早进行液体治疗至关重要，适当的输液可改善患者循环状况，为手术和麻醉创造良好条件，是决定患者生死存亡的重要治疗措施。

三、围术期神经功能评估和复查

另一项基本检查是通过格拉斯哥昏迷评分（GCS）对患者的神经学状态进行评估。瞳孔检查，包括瞳孔的大小、反应性和对称性；四肢检查，包括感觉和运动功能的检查。神经学检查明显异常是立即进行头颅CT检查的指征。多数GCS评分较低的创伤患者都不具备手术指征，但对于少数需要行硬膜外或硬膜下血肿清除的患者来说，及时诊断和治疗对其结局有明显影响。同样，对伴有不稳定性椎管损伤和不完全性神经功能损伤的患者尽早手术干预也十分有益。

最后一步基本检查是将患者完全暴露，包括将患者衣物脱除，翻身检查后背，从头到脚检查是否存在可见的损伤或畸形。

以上为创伤患者的优先治疗，麻醉医师必须对患者进行全面的评估后选择最紧急、最适当的治疗措施，从而在确定手术方案、决定手术顺序以及判断患者是否能在病情平稳后进行手术方面发挥重要作用。

四、纠正水、电解质紊乱

急症患者的水电解质失衡以脱水、低钾或高钾较为常见，且对患者生理功能干扰也较大。急症患者发生的脱水一般为等渗性脱水，如肠梗阻大量呕吐、弥漫性腹膜炎及大面积烧伤的渗液，是水和钠同时丢失。

脱水均伴血容量不足，故在纠正低血容量时脱水状态也得到部分纠正。烧伤、大面积损伤尤其是肌肉组织损伤可引起高钾血症；而肠梗阻、颅脑外伤后反复的脱水治疗以及创伤后剧烈的应激反应都可引起低钾血症。血钾异常不仅影响心肌的兴奋性，而且与麻醉选择有一定关系。在创伤、烧伤等患者用琥珀胆碱也可能引起高钾血症，所以对创伤等急症患者术中应监护心电图，必要时应检查血清钾浓度。

一般低钾血症患者在扩容后，当尿量恢复到40 mL/h时即可静脉补钾，但应根据低钾程度调整补钾速度。高钾血症患者有心律失常时可用10%葡萄糖酸钙10 mL静脉推注，暂时对抗钾离子的作用。继之再用50%葡萄糖50 mL加胰岛素10 U静脉推注，随后用5%～10%葡萄糖液静脉滴注，每2g葡萄糖加1 U胰岛素，使钾离子向细胞内转移，静脉滴注半小时左右血钾可下降1.0～1.5 mmol/L。近年来发现肾上腺素既可升高血压又可降低血钾，必要时可酌情采用。

第四章　普外科手术麻醉

第一节　腹部手术的麻醉

一、胃肠道手术的麻醉

1.麻醉前准备

(1)胃肠道疾病，特别是恶性肿瘤患者，术前多有营养不良、贫血、低蛋白血症、浮肿、电解质异常和肾功能损害。麻醉前应尽力予以调整，以提高患者对手术、麻醉的耐受性，减少术后并发症。

(2)消化道溃疡和肿瘤出血患者多并存贫血，如为择期手术，血红蛋白应纠正到 100 g/L 以上，血浆总蛋白到 60 g/L 以上，必要时应予以少量多次输血或补充白蛋白。

(3)消化道疾病发生呕吐、腹泻或肠内容物潴留，最易发生水、电解质及酸碱平衡紊乱，出现脱水、血液浓缩、低钾血症，上消化道疾病易出现低氯血症及代谢性碱中毒；下消化道疾病可并发低钾血症及代谢性酸中毒等。长期呕吐伴有手足抽搐者，术前术中应适当补充钙和镁。

(4)为避免麻醉中呕吐、误吸及有利于术后肠功能恢复，对幽门梗阻的患者术前应常规洗胃；胃肠道手术宜常规行胃肠减压。

(5)醉前用药需根据麻醉方式和病情而定。对饱胃及可能呕吐者，应避免用药量过大，以保持患者的意识和反射。

2.麻醉处理

(1)胃十二指肠手术：硬膜外阻滞可经 T_8～T_9或 T_9～T_{10}间隙穿刺，向头侧置管，阻滞平面以 T_4～L_1为宜。为清除内脏牵拉反应，进腹前可适量给予氟芬或杜氟合剂，或哌替啶及东莨菪碱。上腹部手术的阻滞平面不宜超过 T_3，否则胸式呼吸被抑制，膈肌代偿性活动增强，可影响手术操作。此时，如再使用较大量镇痛镇静药，可显著影响呼吸功能而发生缺氧和二氧化碳蓄积，甚至发生意外。因此，麻醉中除应严格控制阻滞平面外，应加强呼吸监测和管理。腹部手术选用全麻时，宜选择麻醉诱导快，肌松良好，清醒快的麻醉药物。肌松药的选择及用药时间应合理掌握，需保证进腹探查，深部操作，冲洗腹腔及缝合腹膜时有足够的肌肉松弛，注意药物间的相互协同作用，加强呼吸、循环、尿量、体液等变化和维护水、电解质，酸碱平衡的管理。

(2)结肠手术：右半结肠切除术选用连续硬膜外阻滞时，可选 T_{11}～T_{12}间隙穿刺，向头侧置管，阻滞平面控制在 T_6～L_2。左半结肠切除术可选 T_{12}～L_1 间隙穿刺，向头侧置管，阻滞平面需达 T_6～S_4。进腹探查前宜先给予适量辅助药，以控制内脏牵拉反应。选择全麻使用肌松药时，应注意与链霉素、新霉素、卡那霉素或多黏菌素等的协同不良反应（如呼吸延迟恢复）。结肠手术前常需多次清洁洗肠，故应注意血容量和血钾的变化。严重低钾血症可导致心律失常，术前数小时应复查血钾，麻醉中需有心电图监测。

（3）直肠癌根治术的麻醉：手术需取截石位，经腹会阴联合切口，选用连续硬膜外阻滞时宜用双管法。一点取 T_{12}～L_1 间隙穿刺，向头置管；另一点经 L_3～L_4 间隙穿刺，向尾置管。先经低位管给药以阻滞骶神经，再经高位管给药，使阻滞平面达 T_6～S_4，麻醉中适量应用辅助药即可满足手术要求。麻醉中应注意体位改变对呼吸、循环的影响，游离乙状结肠时多需采用头低位，以利于显露盆腔，此时应注意呼吸通气情况，并常规面罩吸氧。术中出血可能较多，要随时计算出血量，并给予及时补偿。

3.麻醉后注意事项

（1）腹部手术结束，需待患者各项生命体征稳定后方可送回术后恢复室或病房；麻醉医师须亲自检查呼吸、血压、脉搏、四肢末梢温度颜色及苏醒程度，向主管手术医师和值班护士交代清楚后方可离开患者。

（2）患者尚未完全清醒或循环、呼吸功能尚未稳定时，应加强对呼吸、血压、中心静脉压、脉搏、尿量、体温、意识、皮肤颜色温度等监测，并给予相应处理。术后应常规给予氧治疗，以预防术后低氧血症。

（3）麻醉手术后应立即进行血常规、血细胞比积、电解质、血气分析等检查，并依检查结果给予相应处理。

（4）持续静脉补液，手术当日的输液量（包括术中量），成人为 3 500～4 000 mL，如术中有额外出血和体液丢失，应依出量予以补充调整。热量供应于成人大手术后每日为 209.2 kJ/kg；小手术后每日为 167.4 kJ/kg。术前营养差的患者，术后应给予肠道外高营养治疗。

（5）术后可能发生出血、呕吐、呃逆、尿潴留和肺部并发症，须予以重视和防治。

二、胆囊、胆道疾病手术的麻醉

1.麻醉前准备

（1）重点应检查心、肺、肝、肾功能。对并存疾病特别是高血压病、冠心病、肺部感染、肝功能损害、糖尿病等应给予全面的内科治疗。

（2）胆囊、胆道疾病多伴有感染，胆道梗阻多有阻塞性黄疸及肝功能损害，麻醉前都要给予消炎、利胆和保肝治疗。阻塞性黄疸可导致胆盐、胆固醇代谢异常，维生素 K 吸收障碍，致使维生素 K 参与合成的凝血因子减少，发生出/凝血异常，凝血酶原时间延长。麻醉前应给维生素 K 治疗，使凝血酶原时间恢复正常。

（3）血清胆红素升高者，在腹部外科多为阻塞性黄疸，术前应加强保肝治疗，术中术后应加强肝肾功能维护，预防肝肾综合征的发生。

（4）阻塞性黄疸的患者，自主神经功能失调，表现为迷走神经张力增高，心动过缓。麻醉手术时更易发生心律失常和低血压，麻醉前应常规给予阿托品。

(5)胆囊、胆道疾病患者常有水/电解质、酸碱平衡紊乱、营养不良、贫血、低蛋白血症等继发性病理生理改变,麻醉前均应做全面纠正。

2.麻醉选择及处理

胆囊、胆道手术,可选择全身麻醉、硬膜外阻滞或全麻加硬膜外阻滞下进行。硬膜外阻滞可经 T_8～T_9或 T_9～T_{10}间隙穿刺,向头侧置管,阻滞平面控制在 T_4～T_{12}。胆囊、胆道部位迷走神经分布密集,且有膈神经分支参与,在游离胆囊床、胆囊颈和探查胆总管时,可发生胆心反射和迷走-迷走反射。患者不仅出现牵拉痛,而且可引起反射性冠状动脉痉挛,心肌缺血导致心律失常,血压下降。应采取预防措施,如局部神经封闭,应用哌替啶及阿托品或依诺伐等。吗啡、芬太尼可引起胆总管括约肌和十二指肠乳头部痉挛,而促使胆道内压上升达 300 mmH_2O 或更高,持续 15～30 min,且不能被阿托品解除,故麻醉前应禁用。阿托品可使胆囊、胆总管括约肌松弛,麻醉前可使用。胆道手术可促使纤维蛋白溶酶活性增强,纤维蛋白溶解而发生异常出血。术中应观察出凝血变化,遇有异常渗血,应及时检查纤维蛋白原、血小板,并给予抗纤溶药物或纤维蛋白原处理。

阻塞性黄疸常伴肝损害,应禁用对肝肾有损害的药物,如氟烷、甲氧氟烷、大剂量吗啡等。恩氟烷、异氟烷、七氟烷或脱氟烷亦有一过性肝损害的报道。麻醉手术中因凝血因子合成障碍,毛细血管脆性增加,也促使术中渗血增多。但经部分临床观察,不同麻醉方法对肝功能正常组与异常组的凝血因子,未见有异常变化。

胆道外科患者,病情与体质差异极大,由于肥胖体型者逐年增多,麻醉选择与处理的难度也各异。

3.麻醉后注意事项

(1)术后应密切监测血压、脉搏、呼吸、尿量、尿比重,持续鼻管吸氧,直至病情稳定。按时检查血红蛋白,血细胞比积及电解质,动脉血气分析,根据检查结果给予调整治疗。

(2)术后继续保肝、保肾治疗,预防肝肾综合征。

(3)对老年人、肥胖患者及并存气管、肺部疾病者,应防治肺部并发症。

(4)胆总管引流的患者,应计算每日胆汁引流量,注意水、电解质补充及酸碱平衡。

(5)危重患者和感染中毒性休克未脱离危险期者,麻醉后应送术后恢复室或ICU进行严密监护治疗,直至脱离危险期。

三、脾脏手术的麻醉

1.麻醉前准备

(1)脾脏是人体血液储存和调节器官,有清除和调节血细胞,以及产生自身免疫抗体的功能。原发性或继发性脾功能亢进需行手术者,多有脾肿大,红细胞、白细胞、血小板减少和骨髓造血细胞增生。麻醉医师应在麻醉前全面了解病史及各种检查结果,估计可能出现的问题,做好相应准备。

(2)严重贫血,尤其是溶血性贫血者,应输新鲜血。有肝损害、低蛋白血症者,应给予保肝及多种氨基酸治疗。有血小板减少、出凝血时间及凝血酶原时间延长者,应少量多次输新鲜血或浓缩血小板,并辅以维生素 K 治疗。待贫血基本纠正、肝功能改善、出血时间及凝血酶原时间恢复正常后再行手术。

(3)原发性脾功能亢进者除有严重出血倾向外，大都已长期服用肾上腺皮质激素和促肾上腺皮质激素(ACTH)。麻醉前除应继续服用外，尚需检查肾上腺皮质功能代偿情况。

(4)有粒细胞缺乏症者常有反复感染史，术前应积极防治。

(5)外伤性脾破裂除应积极治疗出血性休克外，应注意有无肋骨骨折、胸部挫伤、左肾破裂及颅脑损伤等并存损伤，以防因漏诊而发生意外。

2.麻醉选择与处理

(1)无明显出血倾向及出凝血时间、凝血酶原时间已恢复正常者，可选用连续硬膜外阻滞。麻醉操作应轻柔，避免硬膜外间隙出血。凡有明显出血者，应弃用硬膜外阻滞。选择全麻时需根据有无肝损害而定，可用静脉复合或吸入麻醉。气管插管操作要轻巧，防止因咽喉及气管黏膜损伤而导致血肿或出血。

(2)麻醉手术处理的难度主要取决于脾周围粘连的严重程度。游离脾脏、结扎脾蒂等操作，手术刺激较大，有发生意外大出血的可能，麻醉医师应提前防治内脏牵拉反应并做好大量输血准备。巨大脾脏内储血较多，有时可达全身血容量的20%，故麻醉中禁忌脾内注射肾上腺素，以免发生回心血量骤增而导致心力衰竭等危险。

(3)麻醉处理中要密切注意出血、渗血情况，维持有效循环血量。渗血较多时，应依情况使用止血药和成分输血。

(4)麻醉前曾服用激素的患者，围术期应继续给予维持量，以防肾上腺皮质功能急性代偿不全。

3.麻醉后注意事项

(1)麻醉当日应严密监测血压、脉搏、呼吸和血红蛋白、血细胞比积的变化，严防内出血和大量渗血，注意观察膈下引流管出血量、继续补充血容量。

(2)加强抗感染治疗。已服用激素者，应继续给维持量。

第二节　食管手术的麻醉

食管起自颈部环状软骨水平，终止于第11或12胸椎，直径约2 cm，长25 cm。在颈部位于气管后，进胸后微向左侧移位，在主动脉弓水平又回到正中，在弓下再次向左移位并通过膈肌。行程中有三个狭窄，分别位于颈部环状软骨水平、邻近左侧支气管水平与穿过膈肌水平。食管外科将食管人为地分为三段，即环状软骨水平至进胸水平($C_6 \sim T_1$)为颈段食管，胸廓内部分($T_1 \sim T_{10}$)为胸段食管，膈肌水平以下为腹段食管。

食管手术的麻醉应考虑患者的病理生理、并存的疾病与手术性质。大部分食管手术操作复杂。术前反流误吸造成呼吸功能受损、食管疾病本身影响进食造成营养不良。食管疾病常伴吞咽困难与胃食管反流，因而气道保护是食管手术麻醉应考虑的重点。

一、麻醉前评估

食管手术术前访视中应注意的问题主要有以下三方面:反流误吸、肺功能与营养状况。

(一)反流误吸

食管功能障碍易引起反流,长期的反流易导致慢性误吸。对有误吸可能的患者应进行肺功能评价并进行合理治疗。反流的主要症状有胃灼热、胸骨后疼痛或不适。对反流的患者麻醉时应进行气道保护。行快速诱导时应采用环状软骨压迫的手法,或采用清醒插管。麻醉诱导时采用半坐位也有一定帮助。

(二)肺功能

食管疾病引起反流误吸的患者多存在肺功能障碍。恶性食管疾病的患者常有长期吸烟史。对这些患者应行胸部 X 线检查、肺功能检查与血气分析了解肺功能状况。术前应行胸部理疗、抗生素治疗、支气管扩张药治疗,必要时可使用激素改善肺功能。

(三)营养状况

食管疾病因吞咽困难导致摄入减少,加上恶性疾病的消耗,患者有不同程度的营养不良。营养不良对术后恢复不利,因此术前应改善患者的营养状况。

二、术前药

食管手术术前药的使用原则与一般全身麻醉术前药的使用原则相同。由于反流误吸的可能增加,这类患者术前镇静药的用量应酌情减量。由于手术刺激造成分泌的增加,抗胆碱药(阿托品 0.4 mg 或胃肠宁 0.2 mg 肌内注射)的使用非常必要。为防止误吸还应使用抗酸药(西咪替丁或雷尼替丁)与胃动力药。

三、监测

手术需要的监测水平主要根据患者病情、手术范围、手术方式及手术中发生意外的可能性大小确定。麻醉医生的经验也是决定监测水平的影响因素,常规监测心电图、血压与血氧饱和度,应建立可靠的静脉通道,对需要长时间单肺通气的患者与术中、术后需要严密观察心血管功能的患者应行有创血压监测,液体出入量大及手术对纵隔影响明显的应考虑中心静脉置管。

四、内镜食管手术的麻醉

大部分食管手术术前需要接受胃镜检查明确病变的位置与范围。在食管狭窄病例,胃镜检查还能起到扩张性治疗的作用。

电子胃镜诊断性检查的麻醉并不复杂,大多数病例仅在表面麻醉下接受胃镜检查。由于患者存在一定程度的吞咽困难,胃镜检查中镇静药的使用应谨慎,使用镇静药一定要保留患者的气道保护性反射。

对不能配合表面麻醉的患者与行普通胃镜检查的患者多实施全身麻醉。选择较细的气管导管固定于一侧口角一般不妨碍胃镜检查。根据气管插管的难易程度可选择清醒插管与静脉快速诱导插管。麻醉维持可采用吸入麻醉、静脉麻醉或静脉吸入复合麻醉,为保证患者制动,可采用中短效肌肉松弛药。手术结束后拮抗肌肉松弛药，待患者完全清醒后拔管。

胃镜检查术后疼痛很轻，术后镇痛的意义不大。对反流明显的患者应采用半坐位。

在病情严重不能耐受手术的患者，为解决吞咽问题可采用食管支架技术。食管支架的放置不需开胸，一般在胃镜辅助下放置。食管异物的取出同样多在胃镜辅助下实施，不需开胸。

五、开胸食管手术的麻醉

食管手术采用的手术入路较多，腹段食管手术仅通过腹部正中切口即可，麻醉原则与腹部手术麻醉相同。大部分食管手术为胸段食管手术，需要开胸，部分手术甚至需要颈胸腹部联合切口(如 Ivor Lewis 手术，即食管切除术)。由于左侧主动脉的干扰，食管手术多采用右侧开胸。为创造理想的手术野，减轻对肺的损伤，麻醉一般采用单肺通气。

对一些肺功能差，不能耐受开胸的患者可采用颈部与腹部联合切口的术式，经颈部与膈肌食管裂孔游离食管并切除。但此术式游离食管时对后纵隔的刺激可导致明显的循环功能抑制，游离食管还可能造成气管撕裂，因此临床上应用较少。

食管切除后一般以胃代替。在胃不能与食管吻合的情况下需要与空肠或结肠吻合，使手术难度增加，手术切口自然需要开胸与开腹联合。空肠一般用于游离移植，需要显微外科参与。代结肠的位置可以在皮下，胸骨后或胸内肺门前后。

开胸食管手术的麻醉一般采用全身麻醉。应根据手术范围与患者病情选择使用麻醉药。范围大的手术还可考虑胸部硬膜外麻醉辅助全身麻醉及用于术后镇痛。

麻醉诱导应充分考虑误吸的可能，做好预防措施。为方便手术操作，开胸手术应尽量使用隔离通气技术。

手术中麻醉医师应了解外科医师的操作可能带来的影响，并与外科医师保持密切交流。手术操作可能导致双腔管或支气管堵塞囊位置改变影响通气，对纵隔的牵拉与压迫可导致循环功能的剧烈变化。手术中遇到上述情况，麻醉医师应及时提醒外科医师，双方协作尽快解决问题。

手术近结束时应留置胃管，胃管通过食管吻合口时应轻柔，位置确定后应妥善固定，避免移动造成吻合口创伤。留置胃管的目的在于胃肠减压，保护吻合口。

六、麻醉恢复

由于存在误吸的可能，拔管应在患者吞咽、咳嗽反射恢复，完全清醒时进行。因此，拔管前使用拮抗肌肉松弛药，有良好的术后镇痛作用。

拔管时机的选择需考虑患者病情与手术范围。术前一般情况好，接受内镜检查、憩室切除等短小手术的患者多在术后早期拔管。气管食管瘘手术后气道需要一段时间的支持，因此拔管较晚。为促进呼吸功能恢复，拔管前应有良好的镇痛处理。

对于不能短时间内拔管的患者应考虑将双腔管换为单腔管。换管一般在手术室进行，换管要求一定的麻醉深度。采用交换管芯的方法较简便，一些交换管芯还能进行喷射通气。有条件时亦可在气管镜帮助下换管。

七、术后并发症

食管手术后并发症主要来自三个方面，术前疾病影响导致的并发症、麻醉相关并发症与手术相关并发症。

术前因反流误吸造成肺部感染、继发性哮喘使肺功能降低的患者术后拔管困难。营养不良的患者肌力恢复慢易造成术后脱机困难。

麻醉相关的并发症主要为麻醉诱导与拔管后的误吸。应掌握严格的拔管指征，拔管时患者应清醒，能排除分泌物，有良好的镇痛。拔管时采用半坐位利于引流，可减少误吸的发生。术后疼痛影响分泌物排除造成局部肺不张、肺炎时可能需要再次插管进行呼吸支持。

手术相关并发症与手术方式有关。术后吻合口瘢痕形成可导致食管狭窄，可采用扩张治疗。胃镜检查可能导致食管穿孔，食管穿孔引起纵隔炎可能危及患者生命，应禁食禁水并静脉注射抗生素治疗，必要时行食管部分切除。食管切除手术的术后并发症还包括吻合口瘘。

第三节　胸壁手术的麻醉

一、胸壁解剖概要

胸壁是由骨性胸廓和被覆在它表面的软组织组成。骨性胸廓是胸部的支架，包括胸段脊柱，12 对肋及肋软骨和胸骨。软组织可分为三层，浅层为皮肤、筋膜和连接腹壁和背部的肌肉，中层为肋及肋间隙结构，包括肋间肌、血管、神经等。深层结构包括胸内肌、筋膜和壁层胸膜等。

二、胸壁手术麻醉的特点

胸壁手术主要包括胸壁畸形、创伤、感染、肿瘤、结核等手术。虽然胸壁手术位置较浅，但由于一些病变或手术可累及胸腔，导致严重呼吸、循环功能紊乱。麻醉期间应加强监测并采取必要的措施，维持重要脏器的生理功能。胸壁外伤常合并其他重要脏器损伤，病情往往严重。而胸壁结核、慢性感染者，因病程长，患者全身情况差，手术前必须尽可能改善患者全身状况，然后实施手术及麻醉。

三、常见胸壁手术的麻醉

（一）胸壁畸形手术的麻醉

胸壁畸形主要包括漏斗胸和鸡胸。手术原则是切断膈肌与胸骨、剑突的附着部分，切断肋软骨与肋骨、胸骨的连接处，然后矫正整个胸廓畸形，并妥善固定。一般选择气管内全身麻醉，除常规监测外，应重点监测失血量，必要时输血。

（二）胸部创伤的麻醉

严重胸部外伤患者往往同时伴随心脏、大血管、肺等胸腔脏器损伤。患者送至手术室时可能出现严重呼吸困难、休克等表现。应立即建立较粗的静脉通道，快速输液输血，必要时监测中心静脉压（CVP），并保持呼吸道通畅，给患者吸氧，尽可能维持较高的动脉压。如果患者有血气胸，可在局麻下行胸腔闭式引流术。一般选择气管或支气管内麻醉，手术期间应加强对呼吸、循环功能监测。

（三）胸壁结核手术的麻醉

胸壁结核是继发于肺或胸膜结核感染的肋骨、胸骨、胸壁软组织结核病变。一般表现为结核性寒性脓肿或慢性胸壁窦道。手术治疗胸壁结核的原则：要求彻底切除病变组织，包括被累及的肋骨、淋巴结、胸膜，切开所有窦道，彻底刮除坏死组织和肉芽组织，清洗后用肌瓣填充残腔并放入抗生素粉剂预防感染。同时加强全身抗结核治疗和营养支持。根据手术范围可选择硬膜外麻醉或全身麻醉。如果胸壁结核病变可能与胸膜腔或肺相通，则应选择气管或支气管内麻醉。

（四）胸壁肿瘤手术的麻醉

胸壁肿瘤是指胸壁浅层组织，如肌肉、血管、神经、骨骼等组织发生的肿瘤。可分为原发性和转移性两类，原发性肿瘤又分成良性和恶性两种。

表浅而小的良性肿瘤，如脂肪瘤，可在局部浸润麻醉下完成手术。手术范围较大的纤维瘤或纤维肉瘤，可选择硬膜外阻滞、肋间神经阻滞或全身麻醉。恶性肿瘤因需行根治性手术，常实施胸壁整块切除甚至累及胸内脏器，部分患者需行胸廓重建术，故常选择气管内或支气管内麻醉，此时麻醉管理同胸科手术麻醉。

第四节　乳房手术的麻醉

一、乳房解剖及生理概要

成年未婚妇女乳房呈半球形，位于胸大肌浅面，在第 2 至第 6 肋骨水平的浅筋膜浅、深层之间。乳头位于乳房的中心，周围色素沉着区称为乳晕。乳腺有 15～20 个腺叶，每个腺叶分成很多腺小叶，腺小叶由小乳管和腺泡组成，是乳腺的基本单位。小乳管汇至乳管，乳管开口于乳头。乳腺是许多内分泌腺的靶器官，其生理活动受垂体、卵巢及肾上腺等内分泌腺的影响。妊娠及哺乳期乳腺明显增生，腺管延长，腺泡分泌乳汁。乳房的淋巴网十分丰富，淋巴液最后输出至锁骨下淋巴结，胸骨旁淋巴结、肝脏及对侧乳房。

二、乳房手术的麻醉

乳房的疾病包括多乳头、多乳房畸形、急性炎症、脓肿、囊性增生、良性和恶性肿瘤等。一般根据手术范围、大小及患者全身状况来选择相应的麻醉方法。

（一）局部浸润麻醉

适用于手术范围小且相对配合的患者，如乳房纤维腺瘤切除，疑有癌变的乳房肿瘤做活组织病检等。

（二）硬膜外阻滞

适用于手术范围大或不适宜行全身麻醉的乳癌根治手术患者。一般选择 $T_{2\sim3}$ 间隙穿刺向头侧置管，若能选择 0.25%的罗哌卡因，适当控制容量，则能最大限度地减少对运动神经纤维的阻滞而减轻对呼吸的抑制。尽管如此，麻醉期间必须加强对呼吸功能的监测，避免发生呼吸抑制。

（三）全身麻醉

对于产后哺乳的妇女所患急性乳腺炎或脓肿，需行切开引流术，可选择全凭静脉麻醉，如异丙酚 2～2.5 mg/kg，或氯胺酮 2 mg/kg。辅以少许麻醉性镇痛药，如芬太尼 2～4 μg/kg 静脉注射。麻醉期间保持呼吸道通畅，预防喉痉挛、呼吸抑制等并发症出现。对于乳癌根治术，特别是需扩大清扫范围者常选择全身麻醉，静脉快速诱导后插入喉罩或气管导管，控制或辅助呼吸，术中加强对失血量的监测，必要时输血。

若有条件，手术结束后应将患者送至苏醒室密切观察，直至呼吸、循环功能稳定。因乳房手术后有许多因素影响呼吸功能，如高位硬膜外阻滞对呼吸影响，全身麻醉药的残余作用，胸部敷料包扎压迫等均影响患者肺通气与换气功能，因此，必要时可给患者提供患者自控镇痛（patient controlled analgesia，PCA）服务，有利于患者早日康复。

第五节　门静脉高压症手术的麻醉

一、门静脉高压症主要病理生理特点

门静脉系统是腹腔脏器与肝脏毛细血管网之间的静脉系统。当门静脉的压力因各种病因而高于 2.45 kPa（25 cmH_2O）时，可表现一系列临床症状，统称门静脉高压症。其主要病理生理改变为：①肝硬化及肝损害。②高动力型血流动力学改变。容量负荷及心脏负荷增加，动静脉血氧分压差降低，肺内动静脉短路和门、肺静脉间分流。③出凝血机能改变。有出血倾向和凝血障碍，原因为纤维蛋白原缺乏、血小板减少、凝血酶原时间延长、第Ⅴ因子缺乏、血浆纤溶蛋白活性增强。④低蛋白血症，腹水，电解质紊乱，钠和水潴留，低钾血症。⑤脾功能亢进。⑥氮质血症，少尿，稀释性低钠血症，代谢性酸中毒和肝肾综合征。

二、手术适应证的选择

门静脉高压症手术麻醉的适应证，主要取决于肝损害程度、腹水程度、食管静脉曲张程度及有无出血倾向或出血。为做好手术前评估准备和降低病死率，我国特有的分级将门静脉高压症的肝功能情况归纳为三级，因我国肝硬化多由肝炎所致，故增加了转氨酶一项。Ⅲ级肝功能患者不适于手术麻醉，应力求纠正到Ⅰ或Ⅱ级。Ⅰ、Ⅱ级术后病死率约为 5%，Ⅲ级者病死率甚高。

门静脉高压症麻醉危险性增加的界限为：黄疸指数大于 40 U；血清胆红素大于 20.5 μmol/L；

血浆总蛋白量小于 50 g/L；清蛋白小于 25 g/L；A/G 小于 0.8；GPT、GOT 大于 100 U；磺溴酞钠(BSP)潴留试验大于 15%；吲哚菁绿(ICG)消失率小于 0.08。为探讨肝细胞功能的储备能力，糖耐量曲线试验有一定价值，90～120 min 值如高于 60 min 值者，提示肝细胞储备力明显低下，麻醉手术病死率极高。使用综合性检查结果来判断门静脉高压症的预后，为麻醉临床提供更为客观的科学依据。

三、麻醉前准备

门静脉高压症有程度不同的肝损害。肝脏为主要代谢、解毒的器官，麻醉前应重点针对其主要病理生理改变，做好改善肝功能、出血倾向及全身状态的准备。

(1)增加肝糖原，修复肝功能，减少蛋白分解代谢：给高糖、高热量、适量蛋白质及低脂肪饮食，总热量应为 125.5～146.4 kJ(30～35 kcal/kg)。必要时可静脉滴注葡萄糖胰岛素溶液。对无肝性脑病者可静脉滴注相当于 0.18 g 蛋白/(kg・d)的合成氨基酸。脂肪应限量在 50 g/d 以内。为改善肝细胞功能，还需用多种维生素，如复合维生素 B、维生素 B_6、维生素 B_{12}、维生素 C 等。

(2)有出血倾向者可给予维生素 K 和其他止血药，以纠正维生素 K 相关因子缺乏引起的凝血功能障碍和出/凝血时间及凝血酶原时间延长。纤维蛋白原、凝血酶原或Ⅹ因子在体外半衰期较稳定，麻醉前可用新鲜全血或新鲜冰冻血浆来补充。

(3)腹水直接反映肝损害的严重程度，大量腹水还直接影响呼吸、循环和肾功能，应在纠正低蛋白血症的基础上，采用利尿、补钾措施，并限制液体入量。

(4)凡伴有水、电解质、酸碱平衡紊乱者，麻醉前应逐步纠正。

四、麻醉选择与处理

肝脏是多种麻醉药代谢的主要场所，而多数麻醉药都可使肝血流量减少。麻醉选择与处理的主要原则是选用其最小有效剂量。应使收缩压维持在 80 mmHg 以上，否则肝脏将丧失自动调节能力，并可加重肝细胞损害。

(1)麻醉前用药：大量应用阿托品或东莨菪碱可使肝血流量减少，一般剂量时则无影响。镇静镇痛药均在肝内代谢，门静脉高压症时分解代谢延迟，可导致药效增强、作用时间延长，故应减量或避用。

(2)麻醉药：氧化亚氮在无缺氧的情况下，对肝脏无直接影响。氟烷使肝血流量下降约 30%，部分患者术后可有谷丙转氨酶(glutamate pyruvate transaminase，GPT/ALT)一过性升高，因此原有肝损害或疑有肝炎者宜禁用。恩氟烷是否存在肝损害，尚未定论。异氟烷、七氟烷在体内降解少，对肝功能影响轻微，可考虑选用。肝损害时血浆蛋白量减少，应用巴比妥类药时，因分解代谢减缓，使血内游离成分增加，药效增强，但睡眠量巴比妥类对肝脏尚无影响。氟哌利多，芬太尼虽在肝内代谢，但麻醉常用量尚不致发生肝损害，可用于门静脉高压症手术的麻醉，但对严重肝损害者应酌情减量。

(3)肝硬化患者的胆碱酯酶活性减弱，使用琥珀酰胆碱时，其作用可增强，易发生呼吸延迟恢复，应用维库溴铵时可无影响。

(4)酯类局麻药由血浆胆碱酯酶分解,酰胺类局麻药都在肝内代谢。由于血浆内胆碱酯酶均来自肝脏,肝硬化患者应用局麻药可因其分解延缓,易于蓄积,故禁忌大量使用。

(5)麻醉处理要点包括:①维持有效循环血量。通过 ECG、有创血压、脉搏、SPO_2、中心静脉压、尿量等监测,维持出入量平衡,避免血容量不足或过多,预防低血压和右心功能不全,维护肾功能。此外,麻醉中可通过血气分析、电解质检查、测定血浆及尿渗透浓度,及时纠正水、电解质和酸碱失衡。②保持血浆蛋白量。低蛋白血症患者麻醉时应将清蛋白提高到 25 g/L 以上,不足时应补充清蛋白,以维持血浆胶体渗透压和预防间质水肿。③维护血液氧输送能力。须保持血容量、每搏量、血细胞比容、血红蛋白及氧解离曲线的正常。心功能正常者,为保持有效循环血量,宜使血细胞比容保持在 30%左右,以降低血液黏滞度,保证最佳组织灌流。为确保氧的输送能力,对贫血者可输浓缩红细胞。④补充凝血因子。麻醉前有出血倾向者,应输用新鲜血或血小板,缺乏由维生素 K 相关凝血因子者,可补充维生素 K 和输新鲜冰冻血浆。麻醉中一旦发生异常出血,应及时查各项凝血功能,作针对性处理。⑤处理大量出血。门静脉高压分流术中,出血量在 2 000 mL 以上者并非少见,可采用血液回收与成分输血,适量给予血浆代用品,输血、输液时应注意补充细胞外液、纠正代谢性酸中毒、充分供氧及适量补钙。⑥保证镇痛完善,避免应激反应。

第五章　神经外科手术麻醉

第一节　脊柱脊髓手术的麻醉

作为中枢神经系统的组成部分，脊髓通过上行性和下行性传导束，联系脑、躯干和四肢。另外，脊髓本身也完成许多反射活动。当脊髓发生病变或受其他因素影响时，可影响脊髓的上、下传导功能，机体可出现相应部位的感觉或运动功能障碍。脊柱脊髓手术麻醉的目标是在保障患者生命安全的前提下，采用适当的麻醉技术和药物，保证脊髓的血供和氧供，并配合脊髓手术中的神经电生理监测。为外科手术医师提供良好的手术条件，以最大限度地切除脊髓病变、最大限度地减少脊髓损伤和尽可能保护脊髓功能。

一、麻醉前评估

除常规检查项目之外，脊柱脊髓手术患者手术前访视时尤其应注意呼吸系统、循环系统、神经系统和凝血功能等方面的检查结果。

手术前访视时，应详细了解病史和体格检查资料，并与神经外科医师沟通，了解手术方案，然后制订出适合手术的麻醉方案，包括术前用药、麻醉方式和麻醉中管理，需要特别注意手术体位对患者的影响和术中神经电生理监测对麻醉的要求。

(一)上呼吸道和呼吸系统

对于实施脊柱脊髓手术的患者，术前气道评估极其重要，特别是颈椎外伤和高位颈髓病变的患者。评估内容包括：既往有无困难气道病史，以及颈椎活动度、张口度和口咽部情况等异常，从而判断气管插管的难易程度和气管插管方式，对于气管插管困难的患者，必须准备好相应的处理工具，根据患者具体情况术前制订最恰当的气管插管方案。

脊柱脊髓手术患者常常伴有肺功能异常。急性脊髓损伤若位于 $C_{2\sim3}$ 水平，可因呼吸肌麻痹而出现呼吸无力，甚至呼吸困难，有随时导致患者死亡的可能。若损伤在 $C_{4\sim5}$ 水平，膈肌可部分麻痹，肋间肌受累，通气功能明显减小。若损伤在 C_6 水平以下，虽然膈肌功能得以保存，但肋间肌受累仍可使通气量降低。高位颈髓肿瘤患者的脊髓功能失代偿可导致呼吸困难和不能平卧等。如果高位颈髓血管畸形发生破裂出血，患者可出现急性通气功能障碍。因此，对于脊髓手术患者，术前影像学检查应包括胸部X线片、头颈部CT或MRI，部分患者应行动脉血气分析和肺功能检查。准确评估患者的呼吸功能，以决定手术后是否予以延迟拔管或继续行机械通气。

（二）心血管系统

急性脊髓损伤患者早期可出现血压升高，但很快就表现为低血压、心动过缓和心律失常。这与颈胸部脊髓损伤阻断了高级神经中枢对心脏交感神经的支配使心脏代偿功能受到抑制等因素有关。

某些脊髓病变患者易发生心脏功能受损，例如神经肌肉疾病患者，容易发生心律失常。手术前常规心电图检查，必要时行动态心电图和超声心动图等检查。由于脊髓病变患者常常伴有运动功能受损而不能进行平板运动试验，多巴酚丁胺超声负荷试验、双嘧达莫核素显像是较好的选择。

（三）凝血功能

脊柱脊髓手术患者术中出血量大，术前应详细询问患者出血病史、抗凝药物史以及家族史，并完善凝血功能检查，必要时可行血栓弹力图（TEG）检查等。

（四）神经系统

术前应进行详尽的神经系统检查，了解患者手术前存在的神经功能障碍情况，为手术后神经评估提供基础参照，为术中麻醉药物的选择及操作（例如深静脉穿刺部位的选择）提供依据。

神经系统检查的内容包括以下几种。

(1)对患者意识状态的判断。

(2)感觉功能检查：包括自身躯体感觉以及对触觉和痛觉的反应。

(3)运动功能检查：根据正常的神经支配节段来评价主要肌群的功能和张力。

(4)脑神经检查：常用瞳孔反射、眼球运动、舌运动、三叉神经和面神经功能。

(5)反射功能：包括肱二头肌反射、肱三头肌反射、膝反射、踝反射、腹壁反射、提睾反射和巴宾斯基征等。

（五）其他

截瘫患者的体温调节功能常常受损，肢体呈变温状态。长期卧床患者可合并肝肾功能不全或肺部感染等。脊柱脊髓手术麻醉时间长，部分患者下肢运动功能受损和下肢肌肉张力降低，从而导致静脉血液流速减慢。另外，麻醉和手术创伤可导致组织因子释放，激活外源性凝血系统而导致高凝状态。

所以，此类患者手术后深静脉血栓发生率较高，随之肺栓塞的风险也明显增加。麻醉科医师需要与患者和家属充分沟通，告知其深静脉血栓形成和肺栓塞发生的风险及危害。

二、麻醉管理

（一）麻醉选择

对于脊柱脊髓手术患者，采用局部浸润麻醉虽安全，但是镇痛不完善，患者痛苦极大，而且疼痛刺激可导致术中心血管系统发生明显改变。椎管内麻醉时脊柱脊髓肿瘤患者可能存在有硬脊膜破裂，硬脊膜外间隙注药后药液漏至蛛网膜下隙可导致全脊髓麻醉意外。脊柱脊髓占位导致椎管相对狭窄，硬脊膜外间隙阻滞的麻醉平面容易向头端扩散过广，引起呼吸肌麻痹。再者，由于手术时大多采用俯卧位，呼吸功能可能受累，特别是颈、胸段脊髓损伤的患者，肺容量和顺应性明显降低，容易发生低氧和高碳酸血症。

另外，患者胃排空延迟容易发生反流误吸。因此，脊柱脊髓手术患者常常选用气管插管全身麻醉。

（二）术中监测

1.常规监测

常规监测包括无创血压、ECG、SpO_2、$PetCO_2$、体温等。

2.有创循环监测

对脊髓手术患者应行直接动脉测压，在麻醉诱导前开始监测较为理想。脊髓休克患者亦可早期置入中心静脉导管，甚至肺动脉导管，以监测 CVP、外周血管阻力、肺毛细血管楔压、左室舒张末压和心排血量等指标，有助于指导液体和药物治疗，维持循环功能稳定。

3.颅内压监测

伴有颅脑创伤的患者必要时可进行颅内压（intracranial pressure，ICP）监测。

4.神经电生理监测

手术中是否采用神经电生理监测主要取决于脊髓受损伤的节段、患者的神经功能障碍、手术的复杂性和时间长短以及既往有无基础病变。神经电生理监测包括肌电图（EMG）、躯体感觉诱发电位（SEP）、运动诱发电位（MEP）和脑干听觉诱发电位（BAEP）等。

5.麻醉深度监测

麻醉深度监测包括 BIS、Narcotrend 脑电意识深度监测系统、中潜伏期听觉诱发电位（MLAEP）、近似熵（approximate entropy，ApEn）等。

但是必须指出，目前尚无一种理想的麻醉深度监测方法。临床常用 BIS 值作为麻醉深度的监测指标，手术中维持 BIS 值在 40～60。目前 Narcotrend 监测技术也广泛用于临床。

（三）呼吸和循环管理

实施脊柱脊髓手术的患者，多种因素可以影响呼吸功能，具体如下所示。

(1)中、高位脊髓急性损伤或脊髓占位病变压迫时，患者手术前的肺通气功能已受到明显的影响。

(2)脊髓手术通常是采用俯卧位或侧卧位，甚至侧卧位＋头低位，与直立位置相比，清醒状态下俯卧位下肺活量减少 10%，右侧卧位下肺活量减少 12%，潮气量在俯卧位下可减少 14%，潮气量减少的主要原因是膈肌活动受限和肺内血液淤积。

(3)如果俯卧位手术患者的胸腹壁直接紧贴手术床的台面，可使肺顺应性降低 22%。

(4)应用肌肉松弛药后侧卧位，上肺通气和血流量增加，而下肺容积缩小、肺血管扩张度减少、肺通气和血流减少。

麻醉科医师必须了解患者病变以及手术体位对呼吸功能的影响，并通过观察潮气量、SpO_2、$PaCO_2$和动脉血气分析等指标进行呼吸管理。

急性脊髓损伤、脊髓占位病变，特别是高位脊髓损伤或颈髓占位病变的患者，手术前已存在明显的循环功能紊乱，例如脊髓损伤后的脊髓休克初期，由于交感神经张力降低而出现低血压、心律失常、心肌收缩力降低和心排血量减少等。手术操作可引起脊髓反射和脑干反射，能够引起突发性循环系统变化；麻醉药物的应用可使血管舒张，加之体位改变引发的血流引力作用，使体内静脉系统血流呈现重新分布而影响回心血量。不恰当的扩容又可导致肺水肿，甚至在突然搬动患者时可出现循环虚脱。因此，手术中应严密监测心率、有创血压和尿量等。

为了保证满意的脊髓血流灌注，舒张压不应低于 70 mmHg。手术中输液可采用晶体液或胶体液，但应避免应用含糖液体，因为手术中高糖血症可加重已存在缺血风险的脊髓损伤。由交感神经张力降低所致的外周血管扩张和血压降低（收缩压＜70 mmHg），可根据具体情况使用 α 受体激动剂等缩血管药物纠正低血压。

（四）麻醉恢复期及术后管理

外科医师大多倾向于手术后患者早期拔出气管导管，以利于患者清醒后尽早进行神经功能检查和评估。然而，患者在手术后早期能否拔管则是取决于手术前的呼吸功能、肿瘤部位、大小和手术切除的难易程度。对于高位脊髓内肿瘤患者，手术后 48～72 h 有因手术部位水肿而导致脊髓再度受压、呼吸功能损害和保护性反射丧失的危险，所以在此期间需密切观察患者病情的变化，并做好再次气管插管的准备。

脊髓损伤可使参与呼吸运动的肌肉不同程度的丧失神经支配，由此造成肺功能损害，例如急性颈髓损伤之后，患者的肺活量、深吸气量、补呼气量等指标均明显降低，而残气量明显增加。如果手术中不合理应用麻醉性镇痛药或麻醉较深，手术后可出现呼吸抑制，患者表现为呼吸频率减慢和潮气量降低。手术后俯卧位、侧卧位、头颈过度前屈等容易导致上呼吸道梗阻或气管导管打折屈曲。因此，对于脊髓手术患者，手术后要密切观察患者的呼吸系统参数，必要时行动脉血气分析检查。

脊髓手术患者发生体温调节障碍和不良自主神经反射的危险增高。正常的体温调节机制在于产热和散热的均衡状态，而脊髓手术后患者的产热和散热均可出现问题，表现为稽留热或体温降低，因此必须进行体温监测，根据的患者情况对环境温度进行相应的调整，必要时可以使用加温装置。脊髓手术创伤较大，需要切开椎板，实施操作可刺激脊神经根，所以是手术后疼痛最剧烈的神经外科手术。特别是后路脊髓手术。因此，手术后需要采取有效的镇痛措施，以利于患者早期活动和咳痰。可采用患者自控镇痛技术（PCA），镇痛药物使用强效阿片类药物，如舒芬太尼、芬太尼等，但要注意防治呼吸抑制，急性神经性疼痛可短期应用地塞米松治疗，同时观察患者是否出现恶心呕吐，以防发生误吸危及生命。

第二节　脑室镜手术的麻醉

内镜（endoscope）技术作为一种诊疗方法，已广泛应用于腹部外科、泌尿外科、骨科、妇产科及消化内科等领域，其微创优势被广大医师及患者所接受。在神经外科方面，1910 年美国医师 Lespinasse 将膀胱镜最早应用于脑积水治疗中。1922 年，美国神经外科创始人之一的 Dandy 应用膀胱镜对脑积水患者的脉络丛实施烧灼，并将之命名为“脑室镜”（ventriculoscope）。

目前，神经内镜应用几乎涵盖了所有的神经外科疾病的治疗，根据应用领域的不同可分为：脑室镜、颅底内镜、脊柱内镜、脑镜等多种。狭义上的脑室镜手术主要应用于脑积水，脑室内或脑室旁病变（肿瘤、出血、血肿和囊肿）的治疗。该类可视化手术经颅骨钻孔、置入神经内镜等器械，以人体自身的脑脊液(cerebrospinal fluid，CSF)通路作为操作空间，是神经内镜手术中最具特点和代表性的。其中，最常见是三脑室底造瘘术，治疗非交通性脑积水。行造瘘术时，内镜通过骨孔和前额叶皮质到达脑室。术者在三脑室底开窗，以沟通脑室和蛛网膜下隙。

脑室镜手术操作具有定位准、创伤小、恢复快的特点，十分符合未来微创神经外科发展需求，在临床工作中的应用日趋广泛。另一方面，脑室镜手术也存在自身特有的局限性。脑室镜手术的术野位于脑的深部，手术空间狭小，内镜在术野中移动很容易造成邻近血管、神经、脑组织的损伤。

脑室镜术中出血较多时处理比较困难，情况严重时需要改行开颅手术。因此，尽管脑室镜手术提高了患者安全性并缩短了平均住院日，术中和术后并发症的发生率仍然有 5%～30%。有研究报道，造瘘术有约 5%造成并发症的风险，总体手术成功率为 60%～90%，术中病死率大体为 0%～1%。掌握脑室镜手术指征及提高手术医师操作技术可以降低相关并发症。麻醉科医师充分了解脑室镜手术中患者颅内压(ICP)、脑灌注、脑脊液变化特点及术中灌流、操作可能造成的相关损害，对围术期并发症保持高度警惕，通过严密监测、尽早发现、及时干预，也有助于进一步提高患者安全性及手术成功率。

一、术前准备

(一)术前评估

对拟行脑室镜手术的患者进行术前访视，除常规术前评估外，应进行全面的神经系统检查，并着重了解患者意识状态、是否存在 ICP 升高及其严重程度、术前是否进行脱水治疗、患者是否有脱水表现及电解质紊乱，以及原发病进展程度和当前治疗可能对围手术期麻醉计划的影响。对于儿童及成年人，ICP 升高时，主要以恶心、呕吐、视盘水肿为临床表现。而脑室镜手术患者中有相当一部分是婴幼儿，其 ICP 升高主要表现为头围增大、前囟饱满。这类患儿在了解其年龄、体重、全身状况同时，要仔细评估其气管插管条件，包括患儿头围大小及气道的解剖学标志。对可能存在的困难插管、苏醒期拔管后呼吸困难做好充分术前准备，避免因呼吸困难进一步升高 ICP、加重脑损害。

此外，这类手术的婴幼儿患者往往合并其他先天性疾病、存在其他器官畸形，神经管缺损(neural tube defects，NTDs)、Dandy-Walker 畸形的患儿往往合并其他中枢系统畸形及非中枢系统畸形，如唇、腭裂、心血管先天性疾病、多囊肾、多指(趾)等等。术前评估时应认真了解患儿是否合并其他系统畸形及其严重程度，尤其要重视口腔、心血管系统的检查。

此外，术前麻醉科医师应详细了解患者病变类型、部位、大小、与毗邻组织的关系、血运是否丰富以及拟行手术的方案。部分患者可能曾因脑积水已行脑室腹腔分流术，如此次手术需行中心静脉置管，应仔细询问病史，扪清分流管位置，并与外科医师核对，明确分流管位置，避免在分流管走行侧行颈内静脉或锁骨下静脉穿刺置管，防止误伤分流管。

(二)术前用药

脑室镜手术时长一般比较短，为了术后尽早对患者进行神经功能评估，避免发生苏醒延迟，术前往往不推荐使用阿片类镇静药物。对于有颅内高压和(或)神志状态改变的患者，术前则应避免使用镇静及阿片类药物。这类药物可能造成患者呼吸抑制及其导致的高碳酸血症使得

ICP 力进一步升高，加重颅内损伤。为了减少婴幼儿患者入室后哭闹，可以在患儿进入手术间之前，在其家长陪同下建立静脉输液通道。并且，应完成所有麻醉准备工作以后，再将患儿带入手术间内。

二、术中管理

脑室镜手术属于微创手术，创伤小，疼痛轻微。但脑室镜下操作是非常精细的过程，操作周围毗邻重要脑组织结构及血管，患者任何微小体动都可能导致镜筒和光源、器械损伤脑组织，继而造成严重不良事件的发生。因此，脑室镜手术麻醉的首要原则是确保患者头部的绝对制动。其次，严密监测并警惕 ICP 的骤然升高及脑内重要组织损伤的发生，使患者术后能够尽早苏醒进行神经系统功能评估，这对早期发现、及时处理相关并发症，提高患者预后很关键。总而言之，脑室镜手术的麻醉管理需要考虑的关注点并不少于其他神经外科手术，并且还存在其他一些手术操作及术中灌流的特殊影响需要注意。

（一）术中监测

脑室镜手术不同于一般微创手术，除了常规监测患者心电图、脉搏血氧饱和度、无创血压、体温、Pet CO_2、BIS 等无创监测以外，绝大多数回顾研究推荐所有患者（包括婴幼儿）行动脉穿刺置管，连续监测有创动脉压。全身麻醉患者放置导尿管是有必要的，术中可能使用利尿剂或脱水药物。

研究认为连续监测 ICP、脑灌注压（CPP）也是非常有益的。动物研究中显示，一些苏醒后没有神经功能损害的动物存在脑组织的病理改变，这种现象同样可能存在于人类，推荐连续监测 ICP。通过严密监护平均动脉压与 ICP，保证适当的 CPP。ICP 的监测方法比较多，推荐通过脑室镜监测 ICP。研究表明，内镜内压力（PIN）与 ICP 高度相关。CPP＝MAP－ICP，故可认为 CPP≈MAP－内镜内压力。测定内镜内压力时，应注意传感器零点应固定于颅底水平。并维持术中 CPP 在 40 mmHg 以上。

（二）麻醉方法

脑室镜手术属于微创手术，其麻醉选择上，局部麻醉和全身麻醉均有报道，但与绝大多数研究一致，一般推荐选择全身麻醉。除可以确保患者头部的绝对制动外，全身麻醉还便于术中危机情况的处理、提高患者舒适性。

1.局部麻醉

有临床研究认为，在第三脑室造瘘术的患者一般情况差、能够配合、预期手术过程很短的情况下，可谨慎选择局部麻醉。局麻下手术，手术刺激第三脑室底部可能产生眼窝疼痛，可能与第三脑室底脑和蛛网膜分布着伤害性神经支配有关。通常手术刺激导致的眼窝疼痛程度较轻，多数患者眼窝疼痛无须处理，术中如患者疼痛难以忍受，可酌情给予少量芬太尼等阿片类镇痛药，该疼痛随手术结束和器械移除而消失，应防止过量应用阿片类药物引起术后呼吸抑制。

2.全身麻醉

此类手术患者术前往往就存在 ICP 的升高，为避免 ICP 的进一步升高及危害患者脑血流量（CBF），在麻醉诱导、气管插管过程，应力求平稳，避免缺氧或二氧化碳蓄积。术中麻醉维持可以使用全凭静脉麻醉、吸入麻醉以及静吸复合麻醉等多种方法。总的原则是尽量选择作用时间较短，代谢较快，持续用药不易蓄积的麻醉药物，有利于患者术后快速苏醒，尽早行神经系统功能评估。除少数术中需要进行电生理监测，应给予肌肉松弛剂，建立人工气道、机械通气以保证患者术中通气功能良好。此外，尽管喉罩在神经外科的应用逐渐增多，但脑室镜手术中气管插管是更安全可靠的。

(1)麻醉药物的影响及选择：术中麻醉药物的选择应特别注意 N_2O 带来的风险，N_2O 可致颅内积气扩张，应避免使用。吸入麻醉药都可增高 CBF 并降低脑氧代谢率($CMRO_2$)。常用吸入麻醉药促使脑血管扩张、CBF 增加，从而继发 ICP 升高，其升高的程度为氧化亚氮＞地氟烷＞异氟烷。脑功能正常时(脑血流-代谢耦联功能正常)，当吸入浓度＜1～1.5 MAC 时，脑血流降低(与清醒时比较)，但自我调节功能保存完整；当吸入浓度＞1～1.5 MAC 时，CBF 呈剂量依赖性的降低，同时伴自我调节功能的减弱或丧失，仍保存脑血管对 CO_2 的反应性。

吸入麻醉药对 ICP 的影响也取决于两个因素：①基础 ICP 水平的高低，在水平较低时吸入麻醉药不致引起 ICP 升高或升高较少，否则反之。②$PaCO_2$ 水平，吸入麻醉药期间施行过度通气，造成低碳酸血症时，ICP 可无明显升高；而在正常 $PaCO_2$ 水平下，等浓度吸入麻醉药可使 ICP 明显升高。因此，过度通气可对抗吸入麻醉药扩张脑血管的作用。值得注意的是，脑部疾病患者在使用高浓度的吸入麻醉药时，脑血管对 CO_2 反应性差，临床应尽量避免高浓度吸入麻醉药的使用。

多数静脉麻醉药能降低 $CMRO_2$、CBF 及 ICP，维持脑血管对 CO_2 较好的反应，但 CO_2 反应斜率显著降低。静脉麻醉药降低 ICP 的程度依此为丙泊酚＞硫喷妥钠＞依托咪酯＞咪达唑仑。在有明确 ICP 增高患者，建议使用以丙泊酚为主的静脉麻醉，以期降低脑代谢、减少 CBF，避免进一步恶化 ICP。利多卡因抑制咽喉反射，降低 $CMRO_2$，防止 ICP 升高，在诱导期也可以考虑使用。氯胺酮对脑血管具有直接扩张作用，迅速增加 CBF，升高 ICP，需慎重使用。阿片类药物静脉注射后可引起 CBF、$CMRO_2$、脑葡萄糖代谢率(CMRg)降低，一过性的升高 ICP。但不影响脑血流-代谢耦联、CBF 的自我调节功能和脑血管对 $PaCO_2$ 的反应性。

由于多数脑室镜手术耗时少，术后疼痛轻微，加之患者术前即存在精神状态改变，长效阿片类药物的用量应注意。当手术时间短，长效阿片类药物用量偏大时，应密切注意拔管后有无呼吸遗忘，呼吸频率是否过低等问题，必要时适量给予纳洛酮等阿片受体拮抗剂。此类手术，尤其适合配伍用超短效的阿片制剂瑞芬太尼，有助于减少麻醉后呼吸抑制的发生。

肌肉松弛剂会影响运动诱发电位监测，术中如需进行电生理监测应避免使用。脑室镜手术对使用肌松剂并无禁忌。

(2)术中监测与管理：诱导后，患者可能需要安放头钉及头架，除此之外，脑室镜手术疼痛刺激较轻微。术中血流动力学波动的主要因素包括手术操作局部刺激(脑室周围重要结构如下丘脑、延髓受到灌洗液温度与局部压力的刺激或手术牵拉及损伤)、脑室内出血及液体灌流导致 ICP 的骤然改变。患者心率、血压等变化发生往往很突然，严密监测患者血流动力学变化同时，高度警惕相关并发症的发生，尽早发现与处理对提高患者预后至关重要。

(3)术后恢复：术后应继续给予严密地生命体征监护及神经系统功能评估，及早发现术后出血、ICP 增高，以及下丘脑损伤导致的尿崩症、电解质紊乱等并发症。脑室镜手术后苏醒延迟常见，发生率约有 15%。有报道婴儿神经内镜术后第 1 h 出现呼吸骤停，故呼吸监护必备。高钾血症、精神错乱、短暂性垂体功能障碍、短暂性偏瘫和记忆丧失，术后惊厥也是常见并发症。恶心呕吐发生率约占 20%，在排除 ICP 增高、电解质紊乱诱因后，对症给予止吐药物。术后发热的发生率也高达 34%，难于用感染解释的发热，可能与刺激下丘脑体温调节中枢有关，须结合临床判断，给予适当处理。有关晚期感染，如脑膜炎和脑室炎，明显影响患者预后，所以应关注术中术后中枢神经系统感染的症状和体征。此外脑室镜手术创口小，手术开始的时候通常也给予局部麻醉浸润，所以术后疼痛轻微，术后镇痛不是常规。

(三)术野灌洗液选择及其影响

脑室镜术中通过持续灌流的方法保持术野清晰，以获得满意的手术视野。麻醉科医师应熟悉并重视灌流液体的选择，应充分了解灌流液的温度、使用量、冲洗速度等对患者产生的相关影响。

1.灌洗液的选择

目前常见灌流液为生理盐水和乳酸林格液，其中首先推荐乳酸林格液。研究显示，用生理盐水作为灌流液对脑脊液的成分的改变比乳酸林格液要大。500 mL 生理盐水灌流可使脑脊液(CSF)的 pH 下降 0.2，大量使用则可导致脑脊液酸中毒。也有研究发现，使用乳酸林格液灌洗的患者发生了术后高钾血症，但尚不能确定是乳酸林格液灌洗直接造成的，还是由于手术刺激下丘脑所致，仍需进一步研究和观察明确其确切原因。此外，研究认为对脑脊液的 pH、HCO_3^-、PO_2、PCO_2、剩余碱、标准碳酸、糖及钙等含量变化影响最大的，并不是内镜操作时长，而是术中灌流液的用量。建议术中尽可能减少灌流液的用量，以减少脑脊液丢失和持续灌流引起的灌流液-脑脊液交换，从而减少灌流液导致的脑脊液成分改变，以及由此造成的相关并发症。对于一些不是很复杂的 ETV 内镜手术，有学者认为并不是必须使用术中灌流。另一方面，灌流不够或者脑脊液引流丢失过多可导致颅腔积气。

2.灌洗液的温度

灌洗液的温度应与患者体温(37℃)相近，过高或过低温度的冲洗液都可以刺激脑室周围下丘脑，影响体温调节中枢的功能。低温液体的冲洗可造成心动过缓，也会增加婴幼儿患者低体温的发生率。持续灌流也会带来体温降低的问题。小儿患者中，曾有术中低体温的报道，原因与脑脊液和灌流液交换、手术无菌单被灌流液沾湿，导致体表温度降低有关。

3.灌洗压力

术中灌流所产生的直接或间接压力刺激造成了与之相关的挑战。灌流液靠压力差进入脑室，随后被动从出口流出。流出通路的梗阻可造成 ICP 急剧升高，引起循环不稳定，可以是血压升高、心率降低，抑或是心搏骤停。

当患者术中出现突发循环问题，麻醉者应首先想到灌流液压力是否正常。持续灌流产生的压力可因颅内循环不足造成严重术中事件。由于 ICP 与脑灌注有关，应严密监护平均动脉压，保证适当的 CPP，推荐通过神经内镜或其他方法监测 ICP。有研究显示，内镜内压力与 ICP 高度相关，当显示内镜内压力升高时，务必考虑患者 ICP 的升高。灌流过多除 ICP 增高以外，甚至可以短暂脑疝形成，已见相关报道。

三、并发症及其预防与处理

尽管脑室镜手术创伤轻，还是有潜在严重并发症的可能。熟悉掌握脑室内解剖结构是减少脑损伤最重要的原则。手术操作中切忌动作粗暴，适当控制冲洗的速度及用量，保持引流通畅。同时，对避免发生不可逆脑损伤至关重要的是，麻醉科医师应与神经外科医师保持良好、及时的沟通，密切观察患者生命体征变化，警惕并及时处理术中患者 ICP 的骤然升高以及手术操作牵拉刺激邻近脑组织等不良事件。

（一）心血管系统改变

不同于其他神经外科手术，脑室镜手术作为微创技术，创口小、出血较少，极少由于血容量不足导致全身血流动力学地明显波动。但脑室镜术中的循环变化并不少见。在麻醉深度稳定、患者无严重心肺疾病的情况下，其发生机制主要是脑室周围重要结构下丘脑、延髓受到刺激或损伤，以及 ICP 的骤然升高。有研究统计有 28%～32%的患者存在心血管系统不稳定表现，形式多样、程度不一，包括轻微的心率和血压改变，也可导致心搏骤停等严重并发症，其中以心动过缓和血压升高最为常见。

1.脑室周围重要结构受刺激和（或）损伤

术中球囊扩张、脑室造瘘，以及脑室镜通过室间孔等操作容易牵拉或直接损害下丘脑、延髓等脑室周围重要结构。有研究认为，下丘脑后部受刺激主要表现为血压升高、心动过速；而视前区受影响容易表现为血压下降、心动过缓。临床研究报道，球囊扩张过程 26.8%儿童可发生心动过缓（心率＜50 bpm）。这类血流动力学改变通常停止操作可立刻缓解，如婴儿患者在使用球囊扩张脑室孔的时候突发心动过缓，套囊放松后无须给药心率即可恢复正常。少数患者需要给予对症处理，如给予阿托品纠正心动过缓。然而，严重心动过缓导致的心跳骤停需要心肺复苏，也曾见报道。

2.ICP 骤然升高

ICP 骤然升高可导致脑灌注受损和（或）视前区受刺激所引起的“Cushing 样”反应，可表现为反射性高血压和心动过速和（或）心动过缓。ICP 骤然升高的最早表现以及临床最常见的往往是心动过速和血压升高，相对于典型的心动过缓，血压升高的表现，前者能更早的提示脑灌注的不足。研究推荐，CPP 应保持在 40 mmHg 以上。当 CPP 降低至 15 mmHg 时，几乎所有患者会发生 Cushing 反应。经颅多普勒通过颞窗测定大脑中动脉血流发现，灌流液未能充分引流时，脑灌注可显著降低。未成熟儿和新生儿更易因平均动脉压降低和 ICP 增高导致脑缺血。有创动脉压监测是必要的，能够最及时发现 ICP 升高带来的血压波动。有条件可行 ICP 监测。尽早发现 ICP 升高，并判断出相关原因给予有效处理是这类血流动力学改变最有效的治疗手段。否则当发生心动过缓再意识到 ICP 的升高，则贻误处理时机，甚至可能发生致命性心搏骤停。

（二）静脉/动脉出血

脑室镜手术虽为微创，术中也有血管损伤风险。常见的出血部位包括皮质窦道、透明隔前静脉、囊肿壁、小的穿支动脉等。不同于其他手术，失血的危险性一般不是由血容量不足造成的。脑室镜手术的术中出血主要是导致手术视野模糊，增加手术操作难度与周围脑组织受损伤的风险。术者通过液体灌流保持术野清晰，也对小静脉出血起到止血作用。动脉出血时，麻醉科医师在控制血压同时可行血液回收。此外，尤其要注意出血量较大时，术中灌流液体也大大增加，严密监测循环改变，尽早发现 ICP 的骤然升高并予以积极处理。基底动脉和穿支动脉出血最为凶险。必要时需紧急开颅手术止血，危重者有导致术中死亡的风险，麻醉科医师应随时准备中转开颅。

静脉的损伤除表现为出血外，还可发生空气栓塞。两项研究显示，静脉空气栓塞发生率0.35%～4%。以前无微创手术发生静脉空气栓塞危及血流动力学的报道。如果颅内积气发展，并事先存在脑室心房引流，理论上可能导致静脉空气栓塞。全麻术中空气栓塞的常见主要表现包括：Pet CO_2突然下降，氧合指数/氧饱和度下降，血压下降和心律失常，心电图可出现肺性P波，右束支传导阻滞等。局麻患者还可出现烦躁不安、呼吸困难，剧烈胸背部疼痛，心前区压抑感等。麻醉科医师在诊断空气栓塞后，应结合当时条件，给予循环支持，调整左侧卧位以及经由中心静脉导管抽吸空气等措施。

（三）尿崩症（DI）或抗利尿激素分泌异常综合征（SIADH）

脑室镜手术术中、术后可能发生抗利尿激素分泌异常综合征（SIADH）或尿崩症。目前认为其原因可能由于内镜操作时直接损伤下丘脑，以及术中灌流、灌流液体温度及压力等因素刺激下丘脑，导致下丘脑功能受损伤，使得抗利尿激素（ADH）的分泌不受正常机制的调控。脑室镜手术所致的尿崩症为中枢性尿崩，是由于下丘脑-神经垂体受到损伤引起的精氨酸加压素（AVP）又称ADH释放障碍，进而导致肾小管重吸收水的功能障碍的一组临床综合征。其临床特点为多尿、烦渴、低比重尿或低渗尿。严重者可有脱水、低血压等。尿量一般在4 L/d以上，极少数可超过10 L/d，甚至有报道可达40 L/d。尿比重为1.000 1～1.000 5，尿渗透压为50～200 mOsm/L，明显低于血浆渗透压。

ADH分泌异常综合征（SIADH）由Schwartz于1957年首先报道，主要因ADH或类似ADH样物质分泌过多使得水的排泄发生障碍所致，是ADH未按血浆渗透压调节而分泌异常增多，致使体内水分潴留、尿钠排出增加，以及稀释性低钠血症、高血压等一系列临床表现的综合征。低钠血症可使细胞外液渗透压下降从而引起脑细胞水肿产生相应的神经系统症状。患者发生SIADH的临床表现与血清钠浓度密切相关，轻症者可无症状。

当血清钠浓度低于120 mmol/L时，患者可出现恶心、呕吐软弱无力、肌肉痉挛嗜睡，严重者可有精神异常、惊厥、昏睡乃至昏迷，如未及时正确地处理，可导致死亡。SIADH的表现还与低钠血症形成的速度有关，急性低钠血症即使程度不重也易于产生症状，慢性低钠血症则不易产生症状。

术中、术后都要严密监测尿量变化，必要时监测血电解质变化及尿渗透压，关注其对生命体征如心率、血压、术后苏醒等方面的影响。此类尿崩症患者通常是自限性的，主要是维持水、电解质平衡，必要时可临时给予垂体后叶激素、1-脱氨-8-右旋精氨酸血管升压素（DDAVP）治疗。对于发生SIADH的患者要限制液体入量、纠正电解质紊乱，警惕并及时治疗术后惊厥。

（四）电解质紊乱

脑室镜手术术后发生电解质紊乱是比较常见的。除下丘脑损伤引起的DI及SIADH可导致患者血钠改变以外，最常见的是术后高血钾。血钾的变化主要是受术中灌流影响。乳酸林格液灌流虽然与脑脊液（CSF）成分接近，但用量过多可引起高血钾。生理盐水灌流则对血钾影响较小，虽也可能引起低血钾，但临床比较少见。血钾紊乱可致心律失常，对发生心律失常的血钾紊乱要积极处理。同时，患者心律失常发生时，要警惕其血钾异常。

血钠改变主要是继发于下丘脑损伤。低钠血症的治疗目的在于提升血钠浓度及血液张力，以恢复细胞特别是神经细胞的体积，解除因血液张力降低造成的脑细胞肿胀。对血钠浓度在120 mmol/L以下的患者应积极治疗，治疗的目标是将血钠提升到125 mmol/L，血浆渗透压提升到250 mOsm/L，这一水平虽然仍低于正常，但已不致引起神经系统损害。治疗的方法是输注高张 NaCl 溶液(浓度为3%～5%)。

钠的补给量可通过下式计算(式中0.6×体重为总体液量)：需要钠量(mmol)＝(125－测得的血清钠浓度)×0.6×体重(kg)。

(五)体温变化

低体温多见于小儿，主要原因为大量液体的灌流与脑室内CSF之间发生交换，引流出来的灌流液体外漏打湿敷料及患者周围。术中监测体温可及时发现。尽可能减少灌流液体容量、保持术区干燥、加强患者保温是有效的解决方法。体温升高并不少见，脑室镜术后发热的发生率也高达34%，难于用感染解释的发热，可能与刺激下丘脑体温调节中枢有关，须结合临床判断，给予适当处理。

手术操作及灌流所产生的炎性反应可表现为：脑膜刺激征、头痛、高温。有关晚期感染，如脑膜炎和脑室炎，明显影响患者预后。

(六)苏醒延迟

脑室镜术后苏醒延迟的发生比较常见，发生率约为15%，其原因多种多样，主要包括如下几方面。

(1)麻醉药物残留：包括吸入麻醉药物、阿片类镇痛药、肌松药、术前镇静药物等。

(2)神经系统方面：脑室内出血、脑水肿、颅内高压、脑组织重要结构的损伤、脑缺血等。

(3)其他：电解质紊乱、低氧血症、低血糖、低血压、窦性心动过缓等。

对于苏醒延迟的患者，应全面评估患者生命体征是否稳定、是否存在低氧和(或)二氧化碳蓄积、复查电解质、回顾术中是否有明显出血及灌流压力过高、是否有ICP升高的表现以及神经功能缺失(短暂性偏瘫和记忆丧失)、是否存在麻醉药物残留等情况。术后应对患者严密监测、持续评估神经系统功能状态，尽快判断苏醒延迟原因，对可能存在的相关并发症保持高度警惕。这对早期发现、治疗相关并发症、减少患者不可逆损害的发生是至关重要的。

第三节　颈动脉内膜剥脱术的麻醉

颈动脉内膜剥脱术(carotid endarterectomy，CEA)不仅存在脑缺血的危险性，且大多为高龄，常伴有高血压、冠心病、糖尿病和肾功能不全等疾病。因此术前仔细评估患者情况和术中正确处理十分重要。

一、术前评估及准备

(一)脑血管疾病

患者的神经系统症状是决定手术指征、手术效果和手术危险性的重要因素。如近期有否渐进性神经系统功能障碍的临床体征，有无频繁的短暂性脑缺血发作，以及多次脑梗死而造成神经系统功能障碍。麻醉医师应知晓手术侧颈动脉病变，同时了解对侧颈动脉、椎动脉以及其他脑血管尤其是侧支循环情况。颈动脉狭窄通常发生在颈内、外动脉分叉处。若造影发现对侧颈动脉狭窄阻塞、颈内动脉狭窄、颈动脉广泛粥样斑块坏死并伴有血栓等，均提示手术属高危，颈动脉内膜剥脱术围术期病残率和病死率与脑血管疾病的严重程度相关。依据患者术前状况可分为无症状颈动脉狭窄、短暂性脑缺血发作、轻度脑卒中、严重脑卒中。

有明显神经损害的急性颈动脉阻塞的患者，行急诊颈动脉内膜剥脱，围术期病残率和病死率相当高，应权衡利弊，考虑是否采用手术治疗。一般认为，由颈动脉疾病引起的急性脑卒中患者，应进行积极的内科治疗 2～6 周后，若病情稳定，情况良好，无明显神经系统残留障碍，手术指征确切则可考虑手术。

（二）心血管病

冠状动脉病变常与颈动脉内膜剥脱术预后有明显的相关。在心肌梗死后 3～6 个月内或伴有充血性心力衰竭的患者施行颈动脉内膜剥脱术病死率颇高，若无特殊情况，手术应延期并进行合理治疗，待病情稳定和情况改善后才能进行手术。

有文献报道将 1 546 例颈动脉内膜剥脱患者分为三组：Ⅰ组患者无冠状动脉病变史或症状；Ⅱ组患者有症状性冠状动脉病变，如心绞痛、心力衰竭或严重室性心律失常；Ⅲ组患者有症状性冠状动脉病变，但在颈动脉内膜剥脱术前或同时施行冠状动脉旁路术。结果表明上述三组在行颈动脉内膜剥脱术后，Ⅱ组患者心肌梗死、短暂性脑缺血发作和脑卒中发生率及手术病死率明显高于Ⅰ组和Ⅲ组患者。

根据大量资料分析颈动脉内膜剥脱术患者围术期引起死亡的原因，发现心肌梗死明显比脑出血或脑缺血、脑梗死所导致的病死率高。由于颈动脉内膜剥脱术患者 50%～70%患有高血压，术后发生高血压机会更常见，不仅有潜在脑卒中的危险，也会加重心脏负担，影响心肌氧供需平衡和引起心律失常、心肌缺血或心肌梗死等。因此高血压患者术前应控制血压＜180 mmHg/100 mmHg 为宜，术前在不同体位下多次测定患者两上臂的血压以及患者清醒和静息时的血压，以确定患者一般情况下的血压范围，此对确定术中和术后可耐受的血压范围极为重要。若术前两上臂血压存在差别，术中和术后采用血压较高值一侧的上臂测定血压似能更好地反映脑灌注压。

（三）其他疾病

颈动脉内膜剥脱患者大多为老年患者，通常手术危险性与围术期病残率和病死率随年龄增长而增加。由于半数患者可合并有糖尿病，因此对患糖尿病者应在术前制订适当的用药方案，控制血糖于适当水平。

吸烟者常伴有慢性支气管炎、不同程度的气道阻塞、闭合容量增加、分泌物增加以及肺功能不全等表现，术后肺部并发症机会增多，故术前应停止吸烟，使用支气管扩张药和预防性使用抗生素，并教会患者呼吸锻炼。颈动脉内膜剥脱术的目的是减轻临床症状，预防脑卒中，增进生活能力和延长寿命。

患者有以下情况者有手术指征：①近期有再发栓塞引起短暂性脑缺血发作。②可逆性缺血性神经障碍而用抗凝治疗无法良好控制。③短暂性脑缺血发作。④可逆性缺血性神经障碍伴有颈动脉杂音。⑤陈旧性脑卒中而出现新症状。

由于患者术前常服用多种药物如抗血小板抗高血压、脑血管扩张药，因此要了解患者用药史。抗血小板药目前临床上常用阿司匹林肠溶片和双嘧达莫(Dipyridamole)以降低血小板凝集，尤以前者为常用，且以小剂量为宜。由于血小板凝集受抑制，出血时间可延长，应引起重视。至于抗高血压与其他心血管方面用药，术前要了解用药类型、品种、剂量以及与麻醉之间可能发生的药物相互作用，原则上各种治疗用药均应持续至手术当日晨，不要随便停药，可按情况适当减量，以保持病情稳定。

二、麻醉

(一)术前用药

目的是使患者镇静，防止因焦虑而引起血压升高，心率加速和心律失常等。但不主张应用大剂量术前药，尤其是阿片类药，一般可选用咪达唑仑 3～5 mg 术前 30 min 肌内注射。术前未应用β受体阻滞剂者，则可在术前 2 h 口服美托洛尔 12.5～25 mg，缓和全麻诱导和气管内插管时心血管系统的应激反应。

(二)麻醉选择

麻醉期间总的原则是保持良好平稳的麻醉，保持正常通气，维持正常或稍高的血压，轻度抗凝及正常血容量。

1.颈神经丛阻滞

颈动脉内膜剥脱术可采用单侧颈神经丛阻滞，通常浅颈丛用 1%利多卡因加 0.1%丁卡因混合液或 0.375%罗哌卡因 10～15 mL(不加肾上腺素)，以及用 1%利多卡因加 0.1%丁卡因混合液或 0.375%罗哌卡因 8～10 mL，经 C_4 脊神经一点法作深颈神经丛阻滞，待阻滞完全后才开始手术。术中显露颈动脉鞘后由术者在直视下作颈动脉鞘内浸润阻滞，预防由于手术操作引起反射性心动过缓和血压下降。面罩吸氧，并按需静脉注射芬太尼 0.05 mg 和氟哌利多 1.25～2.5 mg作辅助。

由于操作简单、方便，患者可在清醒状态下接受手术，可反复测定神经系统功能，并保持良好的血流动力学，围术期发生心肌梗死少见。患者意识均保持清醒，术者在作颈动脉内膜剥脱术前常规做颈动脉钳夹试验，阻断颈动脉 3～10 min，密切观察意识水平，是否有意识消失、嗜睡、对答及计数迟钝和对侧手握力减退等，以决定是否需要建立临时性旁路分流。若患者能良好地耐受此夹闭试验，可接受颈动脉切开内膜剥脱。于颈丛阻滞下手术需要患者充分合作，遇有阻滞不全、长时间体位不适，以及外科医师操作等因素常会造成患者不合作，为保证手术进行必然增加辅助用药机会，由此造成意识不清，失去对脑缺血评判依据。但对重症 CEA 术后再狭窄患者，全麻仍不失为一种安全的麻醉方法。

2.全身麻醉

全身麻醉是颈动脉内膜剥脱术常用的麻醉方法。目前尚无确切的证据可以证明何种麻醉技术、麻醉方法以及麻醉药会显著地影响结局。目前多采用小剂量咪达唑仑和丙泊酚诱导，可降低脑代谢、脑组织的氧耗，同时可降低脑血流和颅内压，对脑缺血可能有保护作用。

为缓和气管插管时的应激反应可加用芬太尼 3～4 μg/kg 或艾司洛尔 0.5 mg/kg，可改善因气管插管应激反应引起的血压升高、心率增快以及心肌收缩性的改变。临床实践证明气管插管前用小剂量β阻滞剂可使因气管内插管造成的应激反应性心肌缺血发生率从28%降至2%。

麻醉维持用异氟烷对脑缺血有保护作用，异氟烷麻醉时，脑血流降低至 8 mL/(100 g·min) 时脑电图才显现脑缺血改变，而氟烷、恩氟烷当脑血流降至 47 mL/(100 g·min)即发生脑缺血改变。但有报道在 2 196 例颈动脉内膜剥脱患者分别采用氟烷、恩氟烷和异氟烷，围术期心肌梗死的发生率并无差别。目前大多认为可采用静-吸复合麻醉，维持较浅麻醉，吸入麻醉药可选用异氟烷或七氟烷，浓度<1 MAC，结合小剂量丙泊酚、麻醉性镇痛药和中短效肌松药以保证血流动力学稳定。

此外，采用颈神经丛阻滞加上良好的气管内表面麻醉基础上，配合气管插管全麻，操作并不复杂，不仅能维持术中血流动力学平稳且可减少全麻药用量，术毕清醒早，有利于神经功能评判。

三、术中处理

（一）控制血压

控制和维持适当的血压对颈动脉内膜剥脱术患者颇为重要。由于缺血区域的脑血管自身调节作用已减退或丧失，平均动脉压与脑血流相关曲线右移，缺血区的脑血管发生代偿性极度扩张，因此脑血流仅与脑灌注压有关。

虽然临床上可设法使手术期间血压维持比基础血压高 10%～20%以增加缺血区的脑血流，但如果侧支循环差，血压升高并不能有效地改善缺血区的脑血流灌注。因此积极预防和正确治疗低血压就显得很重要，除调整体液容量和麻醉深浅外，若出现低血压而心率基本正常时，可采用去氧肾上腺素 0.05～0.2 mg 静脉注射，用药量小，作用时效短，可按需使用。当低血压同时伴心动过缓可用麻黄碱 5～10 mg 静脉注射，需要时可用多巴胺 4～8 μg/(kg·min)泵注。手术中发生持续高血压多见于颈神经丛阻滞不完全，患者体位不适，而增加辅助用药可能导致意识抑制，可选用静脉注射拉贝洛尔（柳胺苄心定）首剂 5 mg。若历时 5 min 无效则可追加 10～20 mg，也可采用艾司洛尔负荷量 0.5～1 mg/kg，接着 0.1～0.2 mg/(kg·min)维持，必要时可用硝普钠或硝酸甘油控制血压。

（二）氧合和通气

颈丛阻滞麻醉下保持自主呼吸，应充分吸氧，使 SpO_2 维持在 100%，$PaCO_2$ 保持正常范围，给予辅助用药，但须加强监测，不应抑制呼吸，必要时采用面罩供氧或插入喉罩进行辅助通气。全麻使用机械通气，应调节潮气量和呼吸频率，维持 $PaCO_2$ 于正常水平或稍低。因为 CO_2 有强烈的脑血管扩张作用，改变 $PaCO_2$ 可显著改善脑血流。$PaCO_2$ 增高可引起脑血管扩张，但由于缺血区的脑血管已极度扩张，因此 $PaCO_2$ 增高，其结果使非缺血区域的脑血流增加而发生脑内窃血现象。此外，高 $PaCO_2$ 可增强交感神经活动，心率增快，血压升高，增加心肌氧耗，诱发心律失常等。相反，降低 $PaCO_2$ 可引起脑血管收缩，理论上可降低脑正常区域的血流而使缺血区域脑血流增加。

（三）输液、输血

按患者具体情况输液量可适当放宽，除非出血量过多，否则无须输血。主要以晶体液为主，一定程度的血液稀释对脑缺血患者是有益的。手术期间应控制血糖，必须限制含葡萄糖液体的输入。动物实验证明在脑损伤期间输注过量葡萄糖可造成高血糖的动物脑对缺血性损伤更为敏感。

脑血管意外患者同时伴有高血糖者神经系统后遗症更为严重。这提示颈动脉内膜剥脱术患者围术期对葡萄糖的应用要有所限制，并随时监测血糖，尤其是伴有糖尿病的患者更应预防高血糖。但出现严重低血糖时也同样不利。总之，应维持正常循环血容量，降低血液黏度，保持适当尿量，可输入一定量的6%羟乙基淀粉或无糖血液代用品。

（四）脑保护

麻醉的基本原则是防止脑缺血，除保持血流动力学稳定，维持适当通气外，阻断颈动脉前静脉注射肝素20 mg可减少脑血栓形成。硫喷妥钠可降低脑代谢率，还可降低颅内压，抑制氧自由基，减轻脑水肿及钠通道阻滞等，具有一定的脑保护作用。但临床上在颈动脉阻断前单次注射硫喷妥钠对脑缺血的保护作用仍有争议，主要是预先应用巴比妥类药并不能确切地降低围术期脑卒中的发生率和严重性，并认为术中阻断颈动脉引起的脑缺血卒中最主要的原因是由于栓塞所致。此外，使用硫喷妥钠后特别是较大剂量，使脑电波变成低平甚至等电位，对心血管功能影响明显，甚至发生低血压，还会影响及时升高血压和（或）采用分流措施的实施。严重颈动脉狭窄时侧支循环供血不足，当作试探性颈动脉阻断时，若立即出现脑电图波幅降低和减慢时应立即解除阻断，并单次静脉注射硫喷妥钠可能有益。丙泊酚呈剂量依赖性脑血流减少，可使脑代谢明显降低，且苏醒快可能也是有利的。钙通道阻滞药尼莫地平对脑保护有益。综上所述，寻找临床上确实能有效保护脑缺血的药物或措施还需更多的研究。

（五）分流

当颈动脉阻断时，血液供应到同侧大脑皮质主要取决于通过大脑动脉环（Willis环）的侧支血流，若侧支循环血流不足就会引起脑缺血和神经功能障碍。为预防起见，有主张常规在颈动脉内膜剥脱区远近端暂时性放置分流导管。但至今对患者是否使用分流保护措施意见尚不一致。选择性地按需采用分流术，主要依据监测脑电图、诱发电位和颈动脉阻断后远心端动脉压力而做决定。

有下列情况应考虑作分流：①术前对侧颈动脉闭塞，或颈内动脉颅内段严重狭窄，术前已有神经损害症状，或有明显基底动脉缺血表现。②术中颈内动脉远端回血差，或估计手术较困难，需较长时间阻断颈内动脉血流。③在麻醉状态下颈动脉阻断后远心端动脉压＜50 mmHg。④颈动脉阻断后，脑监测显示脑缺血，或脑血流监测发现局部脑血流＜47 mL/(100 g · min)。采用分流术时特别应注意由于手术操作引起粥样斑块物质脱落进入脑循环而引起栓塞的危险。

（六）监测

颈动脉内膜剥脱术的监测主要是心血管和神经系统两方面：心血管方面主要取决于术前患者情况，由于手术本身对心血管方面影响较小，也无大量体液丧失和转移，一般出血也不多，可常规采用ECG或改良胸导联、NIBP、SpO_2监测等。全麻时增加$PaCO_2$监测。

由于手术操作会影响颈动脉压力感受器引起心率与血压改变，以及术前存在高血压，血压波动大，可采用动脉穿刺置管测压，便于及时调控血压。一般不必作中心静脉或肺动脉压力监测，除非术前有心肌梗死、心功能不全或伴其他严重的夹杂症。如果需要穿刺对侧颈内静脉，尽可能避免误穿颈动脉,也可选用对侧锁骨下静脉。虽然在颈动脉内膜剥脱术患者监测脑灌注颇为重要,但至今仍无切实可行、绝对准确的方法能及早发现脑缺血和预测术后神经并发症。值得指出的是术中和术后许多神经系统并发症通常不是由于颈动脉阻断后的缺血,而是由于术中、术后栓塞或血栓形成所引起,目前尚无灵敏的可供临床发现脑血管小栓子的有效方法和措施。脑缺血相关的监测有脑电波(electroencephalogram,EEG)、SSEP、TCD、颈动脉夹闭后残余压力和观察清醒患者的神经功能状态,还可以进行血氧定量和颈静脉氧分压监测。脑缺血监测有很大的变异性。

监测指标评价如下:①对清醒患者神经功能状态监测虽然可能是个金标准,但缺乏足够的数据来证明它的优势。②EEG 与神经病学改变相关联,但是用 EEG 来辨别缺血有相当高的假阳性,另外 EEG 不能监测深部脑组织的缺血,并且对于原有或者有不稳定的神经功能受损患者存在假阴性,但在全麻下仍不失为一个好指标。③SSEP 的功效与 EEG 相当,但是较复杂,对于皮质下缺血可能更有价值。④残余压力缺乏灵敏度和特异度。⑤TCD 在检测夹闭引起的低灌注状态是有用的,同时在评定分流、栓子情况和过度灌注综合征方面起主要作用,但可靠性不佳。⑥颈静脉氧分压的灵敏度、特异度和临界域值不能确定。

四、术后问题

(一)血流动力学不稳定

术后高血压多见于既往有高血压史,手术前血压控制不理想,术中有脑缺血性损伤,颈动脉窦压力感受器功能失调以及术后疼痛等,通常血压>180/100 mmHg。高血压可能通过加剧高灌注综合征引起大脑内出血而使神经学预后变差。高灌注更可能发生在高度狭窄的患者(在手术后脑血流量可以增加 100%以上)、没有控制高血压的患者和合并有对侧颈动脉狭窄的患者。由于高血压可引起手术部位出血、心肌缺氧、心律失常、心力衰竭、颅内出血和脑水肿等,应寻找原因,可采用艾司洛尔、硝普钠、硝酸甘油以及拉贝洛尔等药物治疗。术后低血压可由于低血容量、残余麻醉药对循环的抑制、心律失常和心肌梗死等,应及时寻找原因进行纠正。文献报道颈动脉内膜剥脱术后心肌梗死发生率为 1%~2%。

(二)术后呼吸功能不全

常见原因为喉返神经损伤导致声带麻痹,喉返神经损伤发生率为 12.5%,一般并不多见,多数可完全恢复。局部血肿可压迫气管影响呼吸,应提高警惕,及时处理气道梗阻。此外空气经伤口进入纵隔和胸膜腔导致气胸也可引起呼吸功能不全。

(三)神经并发症和功能异常

高灌注的体征和症状包括单侧头痛、癫痫发作或局部性神经功能缺失。为了使出血可能最小化,在手术后有高灌注风险的患者必须尽可能维持血压正常。部分患者术后可发生过度灌注综合征,由于术前颈动脉狭窄,脑血流减少,脑血管自动调节功能失调,而于术后脑灌注压恢复正常,脑血流骤增可发生过度灌注综合征,患者主诉头痛,甚至发生脑出血。颈动脉内膜剥脱术患者,围术期卒中发生率大约为 3%,若患者术后出现新的神经功能损害,应立即进行脑血管造影,以确定是否在手术部位形成内膜瓣,如果立即切除此瓣可减轻神经损害的程度。

若检查发现手术侧颈动脉已再阻塞,则大多由于栓塞或有技术缺陷,应及早进行手术探查。

当患者有突发的症状和难以控制的高血压，怀疑有脑出血的可能时，再探查时间最好在 1～2 h 内。颈动脉内膜剥脱术后可发生神经精神功能紊乱，术后第一日发生率为 28%，术后 1 个月出现认知障碍为 9%～23%。

第四节　显微血管减压术的麻醉

一、麻醉前评估

显微血管减压术（microsurgical vascular decompression，MVD）属于颅后窝手术，因颅后窝包含有重要的控制呼吸和循环系统的结构，因此颅后窝手术的麻醉对麻醉科医师是个挑战，需要了解相关的解剖和病理生理学改变。围术期处理包括术前评估（特别是脑干和出现小脑和脑神经功能障碍时）、谨慎地安置患者体位和术中监测。

（一）全身一般状态评估

（1）全面进行生命体征的记录、体格检查，常规进行血、尿常规和出凝血时间、心电图、胸部 X 线片、电解质、肝肾功能等各项检查。

（2）了解患者卧床时间、进食情况、脱水治疗情况、补液情况、营养状况、近期是否有体重下降等。

（3）详细询问患者相关病史，了解患者治疗用药情况，注意麻醉中药物之间的相互作用。

（二）神经功能评估

手术前要充分了解和评估患者各方面与麻醉有关的临床资料，从病史、疾病过程特点，结合相关影像学资料做出疾病诊断，依据发病急缓、神经系统定位症状和 ICP 增高情况、意识状态及相应的临床症状和生命体征进行神经功能评分。

（三）心血管系统评估

（1）心脏功能分级及其临床意义。

（2）了解患者有无心血管方面的疾病，如先天性心脏病、心脏瓣膜病、缺血性心脏病、高血压、心律失常、心肌病、大血管病等。必要时需要心脏专科医师共同评定患者对麻醉及手术的耐受力，对于不能耐受手术或心脏并发症严重的患者需要推迟手术，择期再行。

（3）患者术前长期进食困难、恶心呕吐、利尿脱水治疗等均可造成体内容量不足及电解质紊乱；脑干受压可引起室性或室上性心律失常；三叉神经、面神经等脑神经受刺激可引起血压升高、心率增快；脑桥或髓质受压可导致低血压；ICP 升高可引起血压升高和心动过缓。

（四）呼吸功能评估

1.呼吸道疾病史

患者两周内有呼吸道感染病史，即使麻醉前无任何症状和体征，围麻醉期呼吸系统并发症仍高于正常人数倍。浅麻醉下的任何刺激都有可能激发气道痉挛，大大增加麻醉风险。所以择期手术需推迟到呼吸道疾病临床痊愈后 1～2 周进行。

2.相关高危因素评估

(1)吸烟:每日吸烟20支及以上,烟龄10年以上者,常伴有慢性支气管炎,麻醉后呼吸系统并发症发生率增高。

(2)哮喘:提示小气道阻塞,肺通气功能减弱,气道易激惹痉挛,哮喘患者呼吸系统并发症是正常人的4倍。

(3)慢性咳嗽多痰:手术后极易并发弥散性肺泡通气不足或肺不张,手术前应及时控制感染。

(4)肥胖:体重超过标准体重30%以上的过度肥胖者,多伴有鼾症及肺功能减退,术后易发生低氧血症。

(5)高龄:高龄患者多合并慢性阻塞性肺疾病,并易继发肺动脉高压和肺心病,增加了麻醉风险。

3.肺功能评估

(1)屏气试验:正常人可以持续屏气30 s以上,能持续屏气20~30 s者麻醉危险性较小,屏气时间小于10 s者,提示患者肺储备功能差,手术麻醉风险很高。

(2)吹火柴试验:深吸气后快速吹气,能将15 cm外的火柴吹灭者,提示肺功能储备尚可。

(3)测量胸围:深吸气与深呼气胸围差大于4 cm者,提示没有肺功能不全。

(4)必要时手术前测定肺功能,以评估患者对手术的耐受性及术后肺部并发症的危险性。

二、麻醉管理原则

麻醉管理的重点是在保障患者安全的前提下,切开脑硬膜前要有效控制ICP,使大脑皱缩,为手术者提供适度的空间以分离和减轻受压迫神经的压力是重要的。

1.气道管理

为了更好地暴露手术野,MVD手术时患者的体位呈侧卧位,头高30°,易使气管导管发生位移或局部弯曲、打折。因此一定要在固定体位后再次确认气管导管位置及其是否通畅,使用钢丝加强型气管导管可有效避免气管导管打折。

2.呼吸管理

呼吸频率和潮气量的变化对于脑干部位的操作比血流动力学更敏感。随着显微外科的发展、操作技术的改进和神经生理监测水平的提高,目前认为MVD手术麻醉中以控制呼吸的模式更为安全,术中保持气道通畅极为重要。手术中为了降低ICP,常采用适当的过度通气,使$PaCO_2$维持在25~30 mmHg。

3.循环管理

心率及心律的变化在排除体温升高、缺氧、CO_2蓄积及容量不足等因素之外,常见的原因是由于手术操作对脑干造成的牵拉反应,这种变化一般不需要使用药物纠正,多在外科操作停止时恢复正常,必要时可使用血管活性药物对症处理。手术中出现难以解释的高血压通常见于外科操作对脑神经的刺激,一般刺激取消时血压可恢复正常。手术中可适时采取控制性降压,以减少手术野出血。在血管减压完毕后,可适当升高血压至术前水平或正常高值,观察血管有无出血,以便关颅。

4.ICP 管理

切开硬脑膜前应保证适当的脑松弛，降低 ICP，以提供最佳的外科手术条件，一般包括以下几点：保证充分的氧供；摆头高位；保证静脉回流通畅；可行麻醉深度监测，维持适当的麻醉深度；减少吸入麻醉药物的使用、使用静脉麻醉药物；过度通气使 $PaCO_2$ 维持在 25～30 mmHg，由于 $PaCO_2$ 对 ICP 的调节需要一定起效时间，所以应在硬脑膜切开前提前设置好呼吸机参数；必要时可在开颅前半小时静脉滴注甘露醇 1～2 g/kg，达到预先降低 ICP 的效果；释放或引流脑脊液。

5.麻醉深度管理

可行麻醉深度监测，维持适当的麻醉深度，如使用 BIS 监测，可维持 BIS 值在 40～55。当术者进行显微镜下 MVD 操作时必须维持一定的麻醉深度，因对后组脑神经、三叉神经等的刺激可能导致异常强烈的反应。麻醉者应密切关注手术进展，当术者进行舌咽神经、三叉神经等周围操作时应关注心率与血压。

6.神经电生理监测时的麻醉管理

MVD 往往需要行 BAEP 及面神经肌电图监测，因此需要选择合适的麻醉药物，应避免使用长效肌松药，以达到最低程度的干扰。

7.容量管理

目标是维持正常的血容量和血管张力；输液种类首选平衡盐溶液，按 10 mL/(kg・h)的速率，维持尿量 2 mL/(kg・h)的水平，亦可按 1∶2 的比例输入胶体及晶体，但忌用葡萄糖溶液，以免透过血脑屏障使 ICP 增高。对于出血多的患者，应及时补充血容量，积极预防和治疗凝血功能障碍。在外科医师开颅前，可适当使用甘露醇脱水治疗，以降低脑容积和 ICP，利于术中肿瘤的暴露。

8.苏醒期管理

麻醉苏醒的目的在于使患者早期清醒从而进行神经功能的评估。术前的神经功能状态、手术的部位和程度、气道的情况和是否有舌水肿都是在拔管前要考虑的因素。有些麻醉科医师选用在气管导管周围将套囊放气进行“漏气”试验。延迟拔管可以让组织水肿逐渐消退，因此也是一个选择。另外拔管时留置换管器也是一种不错的考虑。

拔管前评估的要点包括：意识状态、气道和吞咽反射、面部和舌水肿、气道水肿、规律的呼吸类型、生命体征平稳，在可能的前提下尽量缩短拔管时间。在手术结束时用局麻药进行头皮阻滞或手术切口局部浸润或二者同时进行可以减少术后阿片类药物的应用。术后早期应该避免高血压、严重的术后疼痛、严重呕吐、咳嗽以免加重脑水肿和增加术后颅内出血的危险性。

三、术中监测

1.麻醉监测

(1)心血管系统：监测心电图、有创动脉压、氧饱和度(SpO_2)、必要时监测中心静脉压、心排血量以及每搏心排血量。

(2)呼吸系统：吸入氧浓度(FiO_2)、呼出气 CO_2、血气分析等。有助于术中对患者呼吸功能全面、连贯的综合观察。

(3)麻醉深度监测：吸入全身麻醉时，监测吸入麻醉药物的呼气末浓度和MAC。BIS监测在神经电生理检测时尤为重要，既可避免由麻醉过浅所导致的术中知晓，又可避免麻醉过深或麻醉药物对于监测有效性的影响。

(4)颅内环境和脑功能监测：颈内静脉血氧饱和度监测可了解脑供氧；诱发电位有利于监测特定中枢神经系统传导通路的完整性；脑组织氧分压监测可了解脑缺血高危区域局部组织氧供是否充分。

2.电生理监测

在过去的几十年间，脑和脊髓的术中神经电生理监测(IOM)已然成为在脑、脑干、脊髓和外周神经系统手术中评估神经功能的标准技术，是在手术室里提供外科手术决策和改善患者预后常用的监测手段。

常用的IOM模式有体感诱发电位(SSEP)、运动诱发电位(MEP)、肌电图(EMG)、脑电图(EEG)和脑干听觉诱发电位(BAEP)。MVDIOM最常用的是上述中的BAEP，用来监测听觉传导通路的完整性和功能；另外还包括在HFS手术中应用的异常肌反应(AMR)监测及在MVD治疗耳鸣手术中应用的蜗神经复合动作电位(CCAPs)监测。

解释手术中BAEP有以下几点不同于临床实验室中监测的报告：①解释变化的结果必须在记录当时完成。②要综合考虑麻醉因素(静脉药物、吸入剂、镇痛剂等)、生理因素(体温、血压、氧含量、血液稀释等)、技术因素(来自电、声音等)和手术因素(直接的手术操作造成神经结构的损伤或是继发于手术操作造成的神经结构的缺血)的影响。③没有统一的波形数据标准，每个患者以本人麻醉后的BAEP测量数据为对照依据，这也说明手术中建立基线的重要性。④任何不同基线的变化，特别是在手术的关键步骤时，都应及时报告给手术医师，如变化持续存在或加重，则有可能造成不可逆神经结构的损伤。⑤绝对的BAEP的标准是不存在的。⑥有文献报道可恢复性的BAEP改变与神经功能完全恢复有直接关系；多数情况下，持续的BAEP消失通常伴随持久性的神经功能损害。

许多神经外科医师普遍采用术中电生理监测以协助或指导他们术中决策，降低并发症发生率和病死率。执行这些监测依赖于麻醉科医师提供患者舒适和可控的麻醉计划。当有异常情况发生时，麻醉科医师调控患者生理状态的知识和能力就成为决策的组成部分。麻醉科医师对神经解剖、生理功能的熟悉以及麻醉用药的良好理解能使IOM更加有效。在IOM发生变化时，需要协同神经外科医师一起来进行良好的团队决策，以使患者获得最优化的临床预后结果。

四、麻醉诱导

理想的诱导应具备如下条件：麻醉诱导迅速，给药后1～2 min内神志消失，患者对气管插管反应过程无记忆；对心血管功能抑制较轻；下颌松弛满意，声门完全开放，为气管插管创造有利的条件；气管插管反应(血压升高、心率增快、心律失常、心肌缺血、ICP升高、呛咳反应明显等)轻微。目前，临床上常规采用联合用药的方法，常常联合应用阿片类药物、镇静催眠药物、肌肉松弛药物进行快速诱导，能够有效控制患者的插管反应，保持血流动力学的稳定。

常用的药物组合是芬太尼或舒芬太尼、依托咪酯或丙泊酚、维库溴铵或罗库溴铵，亦可采用丙泊酚和瑞芬太尼TCI泵注加非去极化肌松药的组合进行诱导。待肌肉完全松弛后可实施气管插管,气管插管操作尽量轻柔并在 20 s 内完成,以降低心血管系统的不良反应。必要时可静脉注射利多卡因 1～1.5 mg/kg,或联合艾司洛尔、尼卡地平等血管活性药物控制气管插管反应。对于麻醉诱导期间出现的严重低血压,应及时使用血管活性药物进行纠正,保证诱导过程中的充分氧供。

五、麻醉维持

麻醉维持期应注意以下几点:维持血流动力学和 CPP 稳定,避免 ICP 的升高;通过降低 $CMRO_2$ 和 CBF 来降低脑部张力,将颅内环境维持在理想状态,达到神经保护的目的;避免中枢神经系统觉醒,维持足够的麻醉深度;配合神经电生理检测,避免麻醉过深或麻醉药物影响监测的效果;维持正常体温,避免低温带来的寒战、感染、心肌受损等不良反应。

常采用吸入(静脉)全身麻醉＋肌肉松弛药物＋麻醉性镇痛药物的组合方式,术中按需酌情追加肌肉松弛药物及镇痛药。对于术中使用神经电生理检测的患者,术中应避免追加肌肉松弛药物,适当加深麻醉及镇痛深度,以抑制术中患者体动反应。除了脑干听觉诱发电位不受吸入麻醉药物的影响外,多数诱发电位的抑制对于吸入性麻醉药物呈剂量依赖性。在外科医师切开硬脑膜后,可适当减少用药量。长效麻醉性镇痛药物应在手术结束前 1～2 h 停止使用,以利于术后快速苏醒。

吸入全身麻醉操作简单、适用范围广泛、成功率高、可控性强、苏醒快速。手术中根据患者的情况吸入 1～1.3 MAC 的异氟烷、七氟烷等。N_2O 应有增加 $CMRO_2$ 和 CBF、扩张脑血管、增加 ICP 等不良反应,不适用于神经外科手术。低浓度(0.5～0.8 MAC)吸入麻醉药与静脉应用小剂量镇静镇痛药物复合,可取长补短,是一种常用的麻醉维持方案。在进行神经电生理检测时,吸入麻醉药物的浓度不宜过高,吸入七氟烷小于 0.5 MAC 时,对皮质体感诱发电位监测的影响轻微。因此,在需要监测皮质体感诱发电位的情况下,可进行静脉麻醉复合少量的吸入麻醉药。

全凭静脉麻醉可控性强、麻醉维持平稳、能够降低 $CMRO_2$ 和 CBF、降低 ICP 以及减轻脑水肿,故其应用范围广泛。临床工作中常采用靶控输注的方法,药物选择以超短效药物(丙泊酚、瑞芬太尼)为主。但静脉麻醉亦有其不足的一面:操作复杂、患者个体差异大、代谢缓慢、可控性差,对于手术中需要神经电生理检测的手术,与吸入全身麻醉复合应用效果佳。

六、手术后管理及并发症

(一)手术后管理

1.对症治疗

由于术中长时间暴露手术部位,释放大量 CSF 造成低颅压,加上麻醉药的刺激及术后颅内渗血,可致术后头痛、头晕等反应。手术切口、术中切断皮神经也会导致头痛。MVD 后应嘱患者严格卧床 2～3 d。头痛影响休息可以给予索米痛片口服、局部理疗等对症处理。头晕严重时可选用强力定眩片、甲磺酸倍他司汀、盐酸氟桂利嗪等药物。

严重的头痛、头晕、呕吐、谵妄、躁动的患者应及时行头颅 CT 扫描以排除颅内出血可能,然后再行对症治疗。临床实践中因颅内积气、麻醉药物反应等造成的患者谵妄、躁动并不少见,一般会在术后 3 d 内自行好转。

排除感染因素后，MVD 后发热的原因一般为无菌性脑膜炎，可在术后 7 d 内发生，一般不需特殊处理。若体温超过 38.5℃时可给予对症处理，如给予非甾体解热镇痛药、物理降温、鼓励多饮水等。严重的无菌性脑膜炎往往需行腰椎穿刺，一方面与颅内感染鉴别，另一方面可释放血性或含有白细胞的 CSF，个别患者需腰大池引流。

术后常见的胃肠道反应为恶心、呕吐，多与麻醉和(或)术后低颅压有关，一般不需要特殊处理。术前存在消化系统疾病的患者术后往往恶心、呕吐更加频繁，可给予胃黏膜保护剂、抑酸剂、止吐药等。术后应鼓励患者早期进食。

2.抗菌治疗

MVD 虽然是颅后窝微创开颅手术，但术中需要置入人工材料，所以合理应用抗生素是避免颅内感染发生的重要措施，目前主张在 MVD 预防性应用抗菌药物。抗菌药物应采用静脉给药，首剂给药在手术正式开始前，术后追加 1～2 次即可，一般应在术后 24 h 内停用。预防性用药以第一、二代头孢类为主。

3.脱水治疗

在 MVD 中为了充分暴露手术野需释放大量的 CSF，易造成患者发生暂时性低颅压，所以术后一般不使用脱水药物，以免进一步降低 ICP，甚至导致颅内出血。而当证实术后存在颅内血肿、急性梗阻性脑积水、脑水肿等 ICP 增高时，应及时使用脱水药物，首选的脱水药物是甘露醇。ICP 进行性的增高，与占位有关的临床症状加重可以使用 0.25～0.5 g/kg，每 4～6 h 使用一次。单个剂量的甘露醇一般要求在 30 min 内滴完。甘露醇滴速越快，脱水疗效会越好。有心功能不全、冠心病、肾功能不全倾向的要慎用，可根据不同情况适当加用呋塞米、肾上腺皮质激素和(或)清蛋白。如果患者有明显的心肾疾病应优选呋塞米。

4.糖皮质激素的使用

地塞米松降低 ICP 的作用主要在于防治脑水肿，临床上常预防性给药。但地塞米松可引起血糖升高，加重缺血脑组织损伤，并有可能带来感染、伤口不愈合、应激性溃疡等不良反应。在 MVD 围术期不主张常规应用激素。但使用小剂量地塞米松有助于减轻术后无菌性脑膜炎反应，缓解术后头痛、呕吐等症状。应用时间不宜过长，一般 2～3 d 为宜，用药期间需监测血糖、观察伤口、应用制酸剂。

(二)术后并发症

复视是 MVD 后较为常见的并发症。术后出现复视后一般不需要特殊治疗，症状多在 3 个月内自行缓解。

MVD 后患侧面部感觉异常以面部麻木最为常见，多见于 TN 手术。术后出现相应症状者可给予扩血管、营养神经等治疗，可使神经功能障碍得到一定程度的恢复。

与 MVD 相关的面瘫全部表现为术后患侧周围性面瘫。常用的治疗药物有类固醇激素、抗病毒药物、血管扩张药物、改善微循环药物、神经营养药等，同时积极改善患者一般状况，增强机体抵抗力。另外可配合针灸、理疗、高压氧等治疗。

术后手术侧听力障碍为 MVD 后最常见的严重并发症，主要原因有手术中的机械损伤、血管痉挛所致听神经供血障碍、术中乳突开放等。MVD 后患者全麻清醒后应立即对患者进行听力检查，对于可疑患者行 PTA 检查，同时尽早给予营养神经、防治脑血管痉挛及改善微循环等药物，并尽早进行高压氧治疗。

平衡障碍、眩晕为 MVD 后常见的并发症，发生率约为 7%，多为一过性。针对术后平衡障碍、眩晕患者应给予早期的扩血管药物及高压氧治疗，多可在 3 个月内恢复。

TN MVD 后角膜感觉障碍。术后一旦发生角膜反射消失或已发现有角膜炎征象时，应立即通过滴眼药水、涂眼药膏、戴眼罩或防风眼镜、湿敷封盖患眼等措施给予角膜保护。

（三）脑损伤并发症

MVD 后小脑半球挫裂伤多由手术操作不当引起，可分为小脑皮质和皮质下脑挫裂伤，是 MVD 最为严重的术后并发症之一，也是手术患者死亡的主要原因。早期发现颅内出血是救治成功的关键。术后应密切观察患者各项生命体征，当发现有异常征象时立即复查头颅 CT，使用甘露醇降低 ICP，必要时行急诊手术。

（四）颅内出血

颅内出血是 MVD 后最严重的并发症，是患者死亡或致残的主要原因。其发生既与患者本身基础疾患、手术难度有关，也与术者的经验密切相关。手术操作过程中的血管损 MVD 后颅内出血、形成血肿可在术后数小时、数天，甚至数周后发生，以术后 24 h 内多见。早期发现术后颅内出血是救治成功的关键。

术后 24 h 内应密切观察患者生命体征，术后出现剧烈头痛、呕吐、血压波动范围大、血压不稳以及意识淡漠等情况时应立即行头部 CT 扫描。积极及时的手术清除血肿和减压，能有效地预防脑疝发生。

（五）麻醉相关并发症

1.术后呼吸功能障碍

对于手术时间长，发生苏醒延迟的患者，术后不宜过早拔管。拔管前要充分评估患者状态，包括手术前神经功能评估、术前气管插管顺利与否、术中是否发生不良事件、后组脑神经是否受损等。若患者术后自主呼吸恢复良好，咳嗽及吞咽反射恢复，SpO_2大于 97%，生命体征稳定可考虑拔出气管导管。

2.术后高血压及低血压

术后高血压及低血压是全麻术后常见的并发症。术后高血压除了原发性高血压的因素外，主要由于术后疼痛、恶心呕吐、导尿管刺激等因素引起，因对症使用降压药物，以防术后出血。术后低血压的原因较多，一般由于术中限制性补液、利尿脱水造成的容量不足引起，给予扩容升压等对症处理后多可缓解。若血压持续性波动，引流管出血量大，则应考虑颅内出血的可能。

3.术后恶心呕吐

术后恶心呕吐一旦发生，应积极干预，避免由此引起的血流动力学波动及 ICP 的升高。尤其对于有高危因素及既往发生过术后恶心呕吐的患者，更应加强术前、术中的药物预防和麻醉管理。

4.其他

对于术后疼痛、寒战、烦躁、谵妄等麻醉相关并发症，均应积极对症处理，排除疼痛、寒冷、导管刺激等因素，加速围麻醉期的快速康复。

第五节　迷走神经刺激器植入术的麻醉

一、概述

迷走神经刺激器(vagus nerve stimulation，VNS)植入术是一种治疗病灶定位不明确的难治性癫痫患者的手术方案。随着迷走神经刺激器国产化和国内功能神经外科及神经内科医师对该项手术接受程度的增加，迷走神经刺激器植入术将逐渐在癫痫、抑郁、肥胖、阿尔茨海默病等治疗中发挥更大的作用。麻醉科医师应当掌握该类手术的手术步骤、作用机制、患者基础疾病与麻醉的相互影响、术前访视要点以及可能发生的相关并发症的诊断和处理，确保手术顺利进行和患者安全。

此外，随着迷走神经刺激器植入术在临床应用范围的增大，接受该手术的患者行其他手术和操作的概率增大，麻醉医师应了解长期接受迷走神经刺激的患者的生理改变及其对麻醉管理的影响以及除颤、电复律、电凝等操作对 VNS 的影响。

二、迷走神经刺激器植入术的管理

VNS 植入术的麻醉管理应遵循以下原则：尽可能控制癫痫发作；考虑长期使用抗癫痫药物对麻醉用药代谢的增强；避免使用降低癫痫发作阈值的药物；尽可能避免降低癫痫阈值的各种因素。

(一)术前评估及准备

1.基础疾病的治疗情况

了解基础疾病的病情程度、治疗用药及其与麻醉药物间的相互作用、治疗药物引起的不良反应，必要时与神经内科会诊，确定治疗用药的剂量及是否停药。拟行 VNS 治疗的癫痫患者往往服用多种抗癫痫药物治疗，且药物作用欠佳，常伴有癫痫的反复发作。术前应继续抗癫痫药物治疗直至手术当日，术后应尽早恢复抗癫痫药物的治疗。应监测血浆中抗癫痫药物的水平以确定其疗效。应重点了解癫痫发作的症状、频率、诱因和先兆症状。长期服用抗癫痫药物可能引起机体凝血功能等改变，术前访视时应关注。

2.并发症及其治疗情况

高血压增加术中风险，所以应详细了解合并高血压患者的血压控制情况及治疗用药，手术当日可使用 β 受体阻滞剂等药物避免术中血压过高。但应注意术前长期服用抗癫痫药物可能影响某些心血管药物的血药浓度。

3.呼吸功能的评估

研究表明，约 1/3 的癫痫患者术前常伴有呼吸睡眠暂停综合征、术中迷走神经刺激后可能引起咽喉部肌肉及颜面下部肌肉痉挛，引起呼吸系统异常。所以该类手术患者术中全麻时应采用气管插管。术前应重点评估患者的颈部活动度、张口度、Mallampati 分级等插管条件，必要时应做好困难插管的人员和工具的准备。

4.心血管系统的评估

虽然术中手术操作或迷走神经刺激引起心动过缓甚至心脏停搏的概率很小，但仍有报道。故该类手术术前评估时应常规进行 EEG 检查；存在心脏传导功能异常的患者应请心内科会诊，必要时可行 Holter 检查。此外，因迷走神经位于颈动脉鞘内，术中手术操作可能损伤颈动脉或颈内静脉，引起大出血，所以术前应向血库申请备血。

5.既往史

既往有起搏器、植入性心脏除颤器应关注其与植入电极和脉冲发生器的相互影响。

（二）术中麻醉管理

1.麻醉方法的选择

目前 VNS 植入术通常选用全身麻醉。为避免术中刺激迷走神经引起的咽喉部及颜面下部肌肉麻痹以及降低术中癫痫发作时患者的气道风险，应选择气管内插管。

2.麻醉药物的选择

麻醉医师应充分了解长期使用抗癫痫药物对麻醉药物代谢的影响以及各种麻醉用药对癫痫阈值的影响，以便术中合理使用麻醉药物及其剂量。

（1）长期服用抗癫痫药物对麻醉的影响：长期服用某些抗癫痫药物如苯妥英钠、卡马西平可能诱导肝脏细胞色素 P450 同工酶，增强经肝脏代谢的肌松药如维库溴铵、罗库溴铵、镇痛药和苯二氮䓬类药物的代谢，缩短它们的作用时间。顺式阿曲库铵主要依赖于霍夫曼（Hofmann）消除和血浆酯酶代谢，因而作用时间不受影响。此外，长期使用抗癫痫药物可引起神经肌肉接头处的胆碱能受体的上调，因而可引起神经肌肉阻滞剂的需求量增加。

（2）麻醉药对癫痫发作阈值的影响：麻醉药物对癫痫发作阈值的影响不同，应避免使用降低癫痫阈值的药物。

3.术中监测

应根据患者具体情况选择术中进行何种监测。除美国麻醉科医师协会（ASA）规定的常规监测外，可根据患者的心血管或呼吸系统等的具体情况选择更多的有创检测。为避免手术操作压迫颈动脉，影响同侧上肢血压数值的准确性，建议使用对侧上肢测压。基于 ASA 推荐，术中推荐使用 BIS 等镇静水平的监测。EEG 监测不作为必须。

4.术中管理

（1）呼吸管理：因为过度通气可能会诱发癫痫发作，所以 VNS 植入术中应维持正常的 $PaCO_2$，避免发生低氧血症和低碳酸血症。

（2）循环管理：应了解患者的基础血压和心率。因手术操作暴露迷走神经紧邻颈动脉和颈内静脉，血压过高容易出血，故术中应避免血压过高，并预先开放粗的静脉通路。因低血压可能诱发癫痫发作，故术中应维持循环平稳。手术暴露迷走神经可能引起心动过缓、完全性房室传导阻滞甚至心室停搏，所以应密切监测心电图（EEG），并做好心脏复苏的准备。

（3）电解质平衡：低钠血症可能降低癫痫发作的阈值，所以应维持电解质平衡，避免血钠过低。

5.并发症的处理

尽管 VNS 植入术术中发生并发症的概率很少，但仍有可能发生危及生命的情况。

(1)心动过缓、完全性房室传导阻滞和心室停搏:研究显示,迷走神经刺激过强可能对心率产生影响。曾有报道,在 VNS 植入术中开始刺激左侧迷走神经时,患者出现心动过缓、完全性房室传导阻滞和心室停搏。心室停搏的时间为 10～45 s。处理措施包括暂停手术、静脉给予肾上腺素、阿托品和进行短暂心脏按压。多数情况下患者复苏成功后需取消手术。

(2)癫痫发作:术后出现苏醒延迟或神志精神状态改变时应考虑痫样发作,使用苯二氮䓬类药物等抗癫痫药物治疗并同时给予气管插管等措施保护气道。

(3)气管周围血肿(颈动脉或颈内静脉损伤):术后出现呼吸窘迫或颈部肿胀时应考虑气管周围血肿的可能。治疗包括紧急气管插管、伤口切开、血肿清除以解除对气管的压迫。

(4)声带麻痹和声音嘶哑(损伤迷走神经及其分支、喉返神经和喉上神经左侧迷走神经损伤):可能引起单侧声音嘶哑和窒息。直接喉镜暴露或纤维气管镜能帮助诊断。

(5)颜面下部肌肉麻痹和喉部功能障碍:大约 1%的患者术后出现颜面下部肌肉麻痹,但全部自然恢复;大约 1%的患者出现术后左侧声带麻痹,0.5%的患者因刺激电极压迫迷走神经出现声音嘶哑,自然恢复。声带和喉部肌肉功能障碍可能增加误吸的风险,术后患者应加强监测。

三、VNS 植入

患者行其他手术的麻醉管理 VNS 植入术后,长期刺激迷走神经使患者机体可能出现下列病理生理变化,进而影响该类患者行其他外科手术时的麻醉选择和管理。

(一)VNS 植入术患者的病理生理改变

1.呼吸功能

研究证实,虽然刺激迷走神经不影响患者清醒状态下的潮气量或呼吸频率,但可能造成睡眠状态下通气量和呼吸做功的持续减少。接近三分之一的难治性癫痫患者存在阻塞性呼吸睡眠暂停(obstructive sleep apea,OSA),而长期刺激迷走神经者在刺激间期可能加重 OSA。尽管同时合并 OSA 和 VNS 植入的患者很少,但在各种麻醉药的影响下,患者极易发生气道梗阻,导致严重的术后并发症。尽管目前对于已经植入 VNS 的患者能否使用镇痛药物尚无定论,但研究显示 OSA 的患者发生呼吸暂停或呼吸功能不全的风险大大增加。

2.咽喉部功能障碍

长期刺激迷走神经可能引起不同类型的咽喉部功能障碍,包括声音改变、咳嗽、咽炎、咽喉不适和呼吸困难。纤维喉镜检查发现 VNS 植入的患者在刺激迷走神经的间期可出现持续声带外展或者声带的麻痹不全,并伴有不同程度的声门梗阻和误吸。此外,目前也有研究发现 VNS 植入的患者在全麻喉罩通气时可出现周期性气道梗阻。其原因可能与刺激迷走神经有关。刺激迷走神经时,随着左侧杓状肌和杓状会厌皱襞被推过中线,可能出现完全的声门梗阻。在刺激间隔期,虽然梗阻能够减轻,但不能完全缓解。

3.其他

植入 VNS 的患者可发生头痛、恶心、呕吐、消化不良和慢性腹泻,甚至出现明显的电解质紊乱,进而影响麻醉诱导及术中的电解质平衡。

4.对其他电磁操作的影响

体外除颤、电转复、电凝、射频消融、体外超声碎石以及磁共振(MRI)等操作可能损害 VNS

脉冲发生器和导线。脉冲发生器的参数设置容易受到磁场的影响。

（二）麻醉选择和管理

1.麻醉选择

根据拟行手术操作选择合适的麻醉方法。无论患者采用何种麻醉方式，均应关注以下的麻醉管理要点。

2.麻醉管理

总的原则是维持呼吸、循环等功能的平稳；确保VNS系统的功能正常；避免使用降低癫痫发作阈值的药物；避免出现降低癫痫发作阈值的各种因素。

（1）确认VNS系统功能正常：术前应确认VNS系统功能正常、癫痫的控制情况以及用药情况。术后应确认VNS系统功能正常及参数设置正常。必要时请神经内科医师会诊。

（2）呼吸管理：VNS植入的患者行其他外科手术期间需加强呼吸功能的监测，病情允许的情况下可在围术期把VNS调整到较低的刺激频率、减少刺激强度、延长刺激间隔或完全关闭刺激器，并在术前给予抗酸药物、实施快速序贯诱导和气管插管（不使用喉罩），以减少误吸和声门梗阻。术中可采用持续气道正压通气减少呼吸不良事件的发生。在术后恢复室应密切监测并给予吸氧，使用非甾体类镇痛药术后镇痛，以最大限度减少术后呼吸系统并发症的风险。一旦出现呼吸功能异常，应即刻给予持续气道正压或无创正压通气。VNS植入的患者行其他外科手术应维持正常的$PaCO_2$，避免发生低氧血症、低碳酸血症或呼吸性酸中毒，以减少癫痫发作。

（3）水电酸碱平衡：VNS植入术患者行上腔静脉穿刺置管时，应尽量避免在VNS系统植入侧进行穿刺；术中应密切监测，避免低钠血症、酸中毒等降低癫痫发作阈值的因素。

（4）行其他电磁操作：VNS植入术患者需要使用电复律、体外除颤时应使用最低能量，并使得除颤电极板尽可能远离脉冲发生器和导线，并电流方向垂直于VNS系统。术中必须使用电凝时，应尽量选用双极、负极板的位置要尽可能远离VNS系统脉冲发生器。在磁共振操作期间，产生的热可能造成迷走神经及其临近组织的热损伤；产生的磁场可能引起VNS功能或设置参数的改变。

如果必须进行MRI检查，应该查阅并咨询VNS的操作手册以便正确使用。体外超声碎石术中的超声波可能会损害脉冲发生器。如果必须进行超声碎石，应避免把埋置脉冲发生器的部位浸在水中，并极可能减少超声治疗的时间。VNS的脉冲发生器可能会损害其他植入性装置的手术，包括心脏起搏器和植入性心脏除颤器。VNS可能会干扰ECG，从而影响以上装置的正常工作。虽然目前尚无相关报道，但患者接受上述治疗后，均应检查并确认VNS的功能是否正常。

第六章　五官科手术麻醉

第一节　眼科手术麻醉

眼科手术范围虽然比较局限，但手术操作精细，眼眶区血管神经丰富，眼球又是一个感觉十分灵敏的器官，所以眼科手术的麻醉不仅要求保持充分安静、镇痛完善，更要注意维护眼内压稳定和防止眼球操作时引起的眼心反射。而眼科麻醉主要是老人和小儿较多，老人和小儿麻醉是麻醉工作中比较棘手的。

为减轻这种负担和提高手术麻醉的安全性，在手术麻醉前对全身情况重要器官生理功能做出充分估计，评定患者接受麻醉和手术的耐受力，应做好防治措施，选用适当的麻醉方法及药物签署麻醉同意书及术后去痛方式，是麻醉质量控制的重要保证，亦是麻醉医师临床业务工作的主要方面。

一、术前访视和检查

1.复习病历

(1)个人史：有无饮酒、吸烟嗜好，能否胜任较重的体力劳动或剧烈活动，有无吸、服麻醉毒品成瘾史及用安定药等。

(2)既往史：了解以往疾病史，特别注意与麻醉有关的疾病，如抽搐、癫痫、高血压、心脏病，脑血管意外、心肌梗死、肺结核、哮喘、支气管、肝炎、肾病等。

(3)以往手术麻醉：做过哪些手术，用过哪种麻醉药和麻醉方法，术中术后恢复情况，有无过敏史等。

(4)治疗用药：如降压药、利尿药、抗生素、降血糖药、抗癌药、镇静安定等，有无特殊反应。

2.全身状况

观察患者有无发育不全、营养障碍、贫血、脱水、浮肿、发绀、发热、消瘦或过度肥胖。

3.精神状况

看患者是否紧张和焦虑、合作程度。

4.器官功能

全面了解心、肺、肾、肝、脑等生理器官的功能状况，注意体温、血压、脉搏、呼吸及血、尿、粪、出凝血时间等常规检查结果。

5.手术情况

麻醉医师应与手术医师交谈，了解手术意图、目的、部位、切口、切除脏器范围。手术难度大小，时间长短等。

6.体格检查

(1)呼吸系统：有无呼吸不畅，胸廓异常活动和畸形。

(2)心血管系统：检查血压、脉搏，心脏听诊有无杂音，有无冠心病等。

(3)脊椎：有无脊椎情况和脊髓功能畸形病变，穿刺点邻近组织有无感染。

(4)体表血管：颈外静脉塌陷表示血容量不足，怒张表示心功能不全或输液过量。

除以上外，眼科患者还应注意以下几条：①眼疾病者因视力障碍或已失明，术前紧张多虑，术中不易安静合作。应做好术前访视工作，适当解释，消除顾虑，取得信任。②有些眼疾病者实质上是全身疾病在眼部的一种表现，如半胱氨酸尿综合征、重症肌无力、甲状腺功能亢进、糖尿病和高血压等疾病，都可能并存眼部病变，而需要手术治疗。③老年人和小儿在眼科手术中占相当大的比例，老年人不易并存动脉硬化性心脏病、高血压、糖尿病和慢性呼吸系统疾病，小儿则可能并存先天性疾病，不能语言沟通。

二、术前准备

(1)慢性呼吸系统患者，应禁烟及使用抗生素、支气管解痉药和祛痰药等治疗

(2)高血压患者术前要适当控制血压，冠心患者要改善心肌缺血、治疗心律失常和心力衰竭。糖尿病患者的病情要得到控制，并纠正水电解质和酸碱失衡。

(3)术前应对洋地黄、利尿药、β受体阻滞剂、硝酸甘油、胰岛素、降血糖药和激素等治疗用药的情况复查。估计这些药与麻醉手术期间的治疗用药可能出现的相互作用及可能出现的不良反应。

(4)选用全麻患者应对气道情况进行评估，了解气道解剖有无畸形(喉头过高、口腔、面部外伤、烧伤、颈椎活动障碍、颈颌关节强直、过度肥胖、有无假牙等)，根据患者病情选择麻醉方法及插管准备。同时交代术前禁食禁饮得重要意义，成人 8 h，但一般 4～6 h，小儿 8 h，但乳婴儿 4 h可喂一次奶水。

三、麻醉前用药

为减轻患者焦虑和手术中保持安静，抑制泪腺和呼吸道分泌，避免恶心呕吐，以及保持眼内压稳定，减少全麻药需要量，预防局麻药中毒效能。

1.抗胆碱药

(1)阿托品：抑制腺体分泌物作用，解除平滑肌和血管壁张力松弛支气管平滑肌等多方面作用，预防呕吐、抗心律失常，抗休克，解救有机磷农药中毒。

(2)东莨菪碱：抑制腺体分泌作用，单抑制眼心反射作用，不如阿托品，对心率增快影响最小。

2.镇静催眠药

(1)苯巴比妥：镇静和催眠，预防局麻药中毒效能。

(2)地西泮:抗焦虑,镇静,遗忘和中枢性肌松鹤抗惊厥作用,常用麻醉用药,以产生镇静和消除焦虑,产生肌肉松弛,预防局麻药中毒,控制肌痉挛和抽搐。

3.镇痛药

(1)吗啡:镇痛,消除伴随疼痛的焦虑、紧张情绪反应,强力抑制代谢和显著改变精神状态等功效,但成瘾易恶心、呕吐,引发喉痉挛,诱发哮喘。

(2)哌替啶:镇痛效果比吗啡弱,不良反应恶心、呕吐、眩晕比吗啡轻,有抗组胺作用,可解除支气管痉挛。

(3)芬太尼:镇痛力强,比吗啡强100～180倍,比哌替啶强550～1 000倍,但也有抑制呼吸的作用,使心动过缓,单次注射作用持续时间较短,临床上很少单纯应用此药,作为辅助性镇痛药或是作为全凭静脉全麻的主药。

四、麻醉选择

麻醉的选择首先强调安全,选用对全身影响最轻、麻醉者最熟悉的麻醉方法,要防止因麻醉选择不当或处理不妥造成的病情加重,亦需防止片面满足手术要求而忽视加重患者负担的倾向。

(1)常用麻醉方法:临床常用局部麻醉和全身麻醉。眼科患者一般外眼手术和简单的内眼手术,眼睑成形术、晶体摘除、周围虹膜切除等,可在局麻浸润和球后神经阻滞下完成,适用于老年人和危重患者,小儿不贸然选用。

常用的局麻药:普鲁卡因、利多卡因、丁哌卡因、丁卡因等。

(2)全麻适应眼科显微镜手术及复杂的内眼手术,如巨大的多个视网膜裂孔视网膜脱离修补,玻璃体切开或关闭,角膜移植和复杂眼外伤、不合作小儿语言障碍和精神患者等。

常用麻醉药:氯胺酮、芬太尼、丙泊酚、瑞芬太尼、咪达唑仑、维库溴铵、阿曲库铵等药品。

五、常见手术麻醉

(一)青光眼手术

(1)麻醉前彻底治疗:麻醉前,青光眼患者应得到彻底治疗。

(2)完全控制病情后手术:虽经治疗,而未能完全控制病情者,不急于手术,待病情已完全控制后手术。

(3)注意眼科治疗用药对麻醉的影响:术前用噻吗洛尔或碘解磷定等治疗的青光眼患者,要重视这两药的全身作用。噻吗洛尔是长效β受体阻滞剂,有蓄积作用,可引起全身不良反应。碘解磷定是假性胆碱酯酶抑制药,可延长和增强琥珀胆碱的肌松作用。

(4)麻醉前用药:麻醉前用药要全面。①抗胆碱类:阿托品0.007 mg/kg,肌内注射。②镇痛药:哌替啶0.7 mg/kg,肌内注射。③镇静药:氟哌利多2.5～5 mg,肌内注射。④禁用地西泮、苯巴比妥类降低眼压,如要测定眼压,不宜应用。

(二)小儿眼科手术

1.特点

小儿许多眼科手术需用全麻,它具有小儿麻醉与眼科手术特殊要求相结合的特点。

(1)小儿呼吸道解剖的特点:舌大颈短,声门高又狭小,咽部腺样体增殖,扁桃体肥大,黏膜血管丰富,组织脆,腺体分泌旺盛等,容易发生上呼吸道机械性梗阻。

(2)代偿能力差:呼吸肌不发达,大脑发育不完善,代偿能力差,容易缺氧。

(3)呼吸管理困难:眼科手术野被盖消毒敷料巾后,麻醉科医师对呼吸道的管理存在一定困难。

(4)不行气管内插管:由于手术时间不长,小儿的气管细,插管容易损伤声门、声门下及造成气管粘连,产生喉水肿,故一般不行气管内插管。

2.麻醉前准备

(1)呼吸道准备为重点:要重视麻醉前对呼吸道的准备,是麻醉前准备的重点。

(2)抗感染治疗:当呼吸道有炎症时,麻醉特别容易发生喉痉挛,常是麻醉不顺利的主要原因。术前应控制炎症,常规用抗生素。急诊又急需抢救眼睛时,避免用硫喷妥钠及吸入麻醉,用冬眠合剂作为基础麻醉,加局麻、表麻,或球后注射神经阻滞。用氯胺酮时也要特别小心并发症的发生。

(3)禁食水:术前禁食 6 h,禁饮 4 h,手术间必备吸引器,以免发生呕吐、造成误吸。

(4)保证呼吸道通畅:患儿取平卧、头稍高于胸、麻醉后双肩下垫一薄枕,使头略向后仰。消毒前摆好位置,保持呼吸道通畅。

(5)麻醉前用药:术前 30 min 肌内注射阿托品 0.1 mg/kg 或东莨菪碱 0.007 mg/kg,减少分泌物,对抗迷走神经的兴奋作用。

(三)门诊手术

大多数手术时间短,需麻醉清醒快,免用延迟清醒的麻醉方法。常用基础加局麻。学龄前儿童,2.5%硫喷妥钠 20 mg/kg 肌内注射。或氯胺酮 4～10 mg/kg 肌内注射或 1～2 mg/kg 静脉注射。静脉注射时需注意预防呼吸抑制的发生,在小儿配合地西泮或丙泊酚 2.5～3.8 mg/kg 静脉注射,极少见到有精神异常病例,清醒快,无恶心、呕吐发生。

(四)眼肌手术及眼球摘除术等

麻药的选择无特殊,各种麻药均可选用,麻醉要达到一定深度。目前,常用氯胺酮静脉或丙酚泊复合麻醉。尽管氯胺酮麻醉时有眼球不在正中、震颤、肌肉较紧张、眼压上升等现象,但对眼肌及眼球摘除术尚不致造成困难。斜视矫正术患者,当牵动外直肌时,可能出现眼心反射(OCR),若有心动过缓,必须提醒手术医师立即停止眼肌牵拉,一般等到恢复正常心率,或阿托品 0.02 mg/kg 静脉注射。恶性高热与斜视之间可能有关,斜视患者发生恶性高热者较其他患者为多,要注意对斜视患者的体温监测,注意异常反应。

(五)白内障手术

要求眼球绝对静止,眼压不过高,以免手术困难,玻璃体外溢,造成眼的永久性损害。眼球需固定,眼肌需松弛。局部麻醉眼轮匝肌,氯胺酮复合地西泮持续输注或丙泊酚静脉麻醉,维持适当的麻醉深度。球后注射局麻药,既止痛,又能降低眼压。麻醉时注意呼吸变化,保持呼吸道通畅。

(六)虹膜手术

眼压已增高者,尤其是先天性双侧青光眼,选择基础加局麻较适宜,必要时辅助氟哌利多静脉注射。

(七)眼穿通伤

眼球穿透时眼压(intraocular pressure,IOP)为零,即大气压。诱导时IOP升高使眼内容物溢出,导致眼球的永久性损害。急诊修补时注意按饱胃原则处理,面罩吸氧时,面罩不要压迫眼球;禁用琥珀胆碱,用维库溴铵0.15 mg/kg诱导,肌松完全时插管,同时持续压迫环状软骨。

(八)眶内容物剜出术

此手术创伤大,有时涉及眶周围骨膜。手术时间长,创面出血易流入口腔进入呼吸道,故采用气管内全麻,并需口腔与呼吸道隔开。诱导和维持的麻药无特殊选择。术中出血多,应注意补充血容量。快速诱导,经口明视插管,充气套囊,静脉丙泊酚或静脉吸入复合麻醉。

(九)巩膜缩短术

手术时间长,应选用气管内全麻。诱导时吸氧5～10 min,静脉注射冬眠1号或4号1/2～1 U,入睡后表麻喉头,静脉注射2.5%硫喷妥钠5～10 mL加泮库溴铵2～4 mg,控制呼吸后气管内插管,充气套囊,固定。以丙泊酚静脉或静脉吸入复合麻醉维持,避免诱导和维持中呛咳。拔管前吸净口腔及气管内的分泌物,亦避免强刺激,是因为呛咳引起IOP升高或对手术效果产生负影响。只要吞咽反射恢复,即可拔除导管,送回病室。

第二节　耳鼻喉科手术麻醉

一、麻醉特点及要求

(一)身体较佳

病变局限于头颈部,全身情况尚佳,对麻醉有耐受性。

(二)表麻和神经阻滞麻醉即可

神经支配为脑神经及颈丛神经,其骨性标志明显,易于寻找和定位。耳鼻喉各部分表面被以黏膜,故多种手术可采用表面麻醉和神经阻滞麻醉来完成。

(三)刺激强烈

对患者的精神刺激远比其他部位手术更为强烈。无论局麻或全麻,麻醉前镇静药更重要。

(四)易发生误吸

不少手术直接在呼吸道上操作,易干扰呼吸,发生误吸。

(五)维持气道通畅

从维护呼吸道畅通观点上来认识,采用气管内全麻很有必要,不应片面追求局麻。

(六)全麻要求浅

耳鼻喉麻醉不需太深,肌肉不需松弛。除咽喉部手术要求咽喉反射减弱,需要较深麻醉外,其他麻醉维持浅全麻可完成手术。

(七)术中失血多

耳鼻喉科手术野极小,暴露困难,止血不便。头颈部血供又极丰富,创面虽不大,但失血量多。常用肾上腺素溶液局部浸润及肾上腺素纱条填塞止血。肾上腺素用量也限制在0.1～0.2 mg/kg。

(八)麻醉观察困难

手术操作在头颈部,麻醉管理和观察离头部较远,增加了麻醉观察和判断深浅的困难。更要加强责任心,注意全面观察,以确保患者的安全。

二、麻醉前准备

除常规准备外,应重点了解如下病情并做好相关的准备工作。

患者有无呼吸道畸形及呼吸道梗阻症状及体征,明确梗阻的原因、部位、程度及力量或缓解的因素。针对梗阻或畸形情况,制定出严密的麻醉方案,做好麻醉器械及技术上的准备。

有无引起气道反应活跃的因素存在,如吸烟、支气管及过敏史,这些患者气道受刺激极易引起剧烈支气管痉挛,处理不当导致缺氧。应戒烟2～4周,有哮喘史者应用支气管扩张剂治疗。

老年患者的并发病应进行治疗,如慢性阻塞性肺部疾病、高血压、冠心病、糖尿病等。尽量改善全身情况。

了解患者有无出血倾向的个人史或家族史,有无凝血障碍。

三、麻醉选择

(一)局麻

耳鼻喉科手术多数可选用局麻,如成人扁桃体摘除术、鼻腔和鼻窦手术、乳突根治疗、鼓室成形术、内耳开窗术及气管造口术等。局麻的优点是患者神志清楚,能主动配合,术后并发症少。缺点是患者时常活动,手术配合较差;对于气道内手术,局麻不能阻断各种气道反射,患者难以配合;小儿和精神紧张的患者,局麻的手术效果难以保证;常用局麻为表面麻醉、局部麻醉和神经阻滞,要求麻醉完善,但又要防止麻药过量中毒。

(二)全身麻醉

适用于局麻难以顺利完成的手术(如手术范围大,时间长或创伤较大的手术);在呼吸道内操作的手术;有误吸危险需要隔离呼吸道的手术;要求术野保持静止不动的手术及不合作的小儿等。

四、耳鼻喉科常见手术的麻醉

(一)扁桃体及腺样体刮除术

1.麻醉特点

(1)手术小而麻醉深:手术操作的解剖位置是呼吸道的关口,迷走神经丰富,手术刺激及血性分泌物均能刺激迷走神经兴奋易致喉痉挛。因而手术时间短、手术小,但需要深麻醉。

(2)保持呼吸道通畅:必须保持呼吸道通畅,保证口腔内干净。

(3)麻醉科医师与手术医师互相配合,增加麻醉的安全性。

2.气管内插管全麻

可以保持平稳的深麻醉,保持呼吸道通畅,使进入气管内的分泌物减少,还可从气管导管反复吸引分泌物，故易保持呼吸道通畅。经鼻腔插管时，无口腔插管的缺点，但小儿的鼻腔小，导管较细。呼吸道阻力增大，又对鼻腔黏膜有不同程度的损伤，刮除腺样体不便，摘除扁桃体手术便于进行，可采用静吸复合麻醉。

3.丙泊酚、芬太尼全静脉麻醉

诱导用丙泊酚 2.5～3 mg/kg，芬太尼 0.5～1.2 μg/(kg·h)；维持用丙泊酚 10～15 kg/(kg·h)，注射丙泊酚之前，先注入利多卡因 1～1.5 mg/kg，芬太尼 2～3 μg/kg。不用气管插管，以高频通气或面罩给氧支持呼吸功能，很适用此类手术。

4.丙泊酚、氧化亚氮复合麻醉

芬太尼 1～2 μg/kg，利多卡因 1～1.5 mg/kg，丙泊酚 3 mg/kg，琥珀胆碱 1～2 mg/kg 或丙泊酚 4 mg/kg，依次静脉注射；加压给氧，气管内插管，并迅速控制呼吸。手术开始，吸入66%～70% N_2O 加氧维持麻醉。

5.氯胺酮

用 1～2 mg/kg 的氯胺酮静脉注射，作为小儿扁桃体摘除术的麻醉方法。临床发现 10%的小儿出现轻度发绀，1/3 的患儿出现不同程度的喘鸣，偶尔出现吞咽动作，也妨碍手术操作，失血量也较其他方法多为其缺点。

6.全麻摘除扁桃体注意事项

(1)麻醉前用药：曾患心肌炎或心率快者，麻醉前用药宜给予东莨菪碱，而不使用阿托品。

(2)收缩鼻黏膜血管：双侧鼻孔应滴入 3%麻黄碱溶液数滴，以收缩鼻黏膜血管，使鼻腔空隙变大，减少损伤出血并利于鼻腔插管。

(3)评估后鼻孔受阻程度：如患儿扁桃体大，诱导后最好放一口咽通气管，以保持呼吸道通畅。

(4)预防颈动脉窦反射：扁桃体窝部分，接近颈动脉窦、迷走神经等重要反射区，手术压迫不宜过重，在此区操作时，要特别观察呼吸、脉搏和血压的变化。

7.二次手术止血麻醉

扁桃体摘除术后出血者，需再次急症手术止血，对此类患者的麻醉甚为棘手。较小患儿不可能取得合作，需在全麻下进行止血。在小量芬太尼、氟哌利多或丙泊酚静脉注射下，局部表麻，做半清醒插管，比较安全。注意诱导时有大量胃内陈血反流，阻塞呼吸道，甚至误吸。诱导时要备好气管造口器械和吸引器，若有呕吐致误吸严重，发生窒息或呼吸道梗阻、发绀时，应迅速做气管切开术。从气管切开口置入导管，以便吸出血液和分泌物，保持呼吸道通畅，通过气管造瘘导管接麻醉机，维持麻醉。

(二)气管异物取出术

1.麻醉前评估

大部分成人及婴儿的气管异物取出术，均能在表麻下完成。但小儿多次取异物操作，且已有并发症者，则需在全麻下完成。因异物阻塞气道，急性呼吸困难，或部分阻塞引起呼吸道炎症、肺不张，或在局麻下取异物已损伤气管，有皮下气肿、气胸等。对麻醉有较高的要求，必须有较深的麻醉，否则会引起迷走神经反射、呛咳、支气管痉挛等。有的气管异物(如钉鞋钉等)需在 X 线下暗室操作，对于观察征象及麻醉管理造成一定困难。气管异物取出术的麻醉，绝不是小麻醉。时刻要警惕缺氧及各种不良反射的发生，并针对原因及时处理。术中不断补充药量，以维持深麻醉。

2.全麻方法最常用的是静脉麻醉

(1)冬眠合剂Ⅰ号(或Ⅳ号)：术前 0.5 h 肌内注射阿托品 0.02 mg/kg，加地西泮(>2 岁)0.2～0.4 mg/kg；面罩给氧去氮，改善缺氧。

(2)镇静、镇痛麻醉：5%葡萄糖溶液 150 mL 加 Innovar 10 mL(含氟哌利多 2.5 mg/mL，芬太尼 0.05 mg/mL)输注。开始 60～120 滴/min，1～10 min 入睡，40～60 滴/min 维持。然后行气管镜检查，气管镜侧孔接氧管持续给氧。

(3)氯胺酮复合静脉麻醉：氯胺酮 4～8 mg/kg 肌内注射，入睡后开放静脉，面罩给氧，静脉注射 γ-羟基丁酸钠(γ-OH)50～80 mg/kg 加地塞米松 2～5 mg，0.5%～1%丁卡因 0.1～0.5 mL咽喉喷雾表麻，10 min 后静脉注射氯胺酮 1～2 mg/kg，开始置入气管镜，高频喷射通气，频率 60～80 次/min，驻动压 0.5～0.8 kg/cm^2。或支气管镜取异物时仍从侧孔吸入氧，麻醉深度不够，可辅助少量哌替啶和异丙嗪。此法优点是对呼吸道无刺激。

(4)丙泊酚静脉麻醉：术前 30 min 肌内注射地西泮 0.2～0.4 mg/kg、阿托品 0.02 mg/kg。入室监测 ECG、心率、血压和血氧饱和度(SPO_2)，面罩给氧，开放静脉。静脉注射 1%利多卡因 1 mg/kg、丙泊酚 3 mg/kg。用直喉镜暴露喉头声门，用 1%利多卡因表麻，静脉注射丙泊酚 1.5 mg/kg。可行气管镜取异物，仍要注意呼吸抑制，气管镜侧孔接入氧。为维持一定麻醉深度、根据应激反应，间断静脉注射丙泊酚 1.5 mg/kg，术毕给地塞米松 2～5 mg。

(5)特制气管镜：如有特制的气管镜，其窥视装置装有呼吸活瓣，当气管镜置入后，患者呼吸道即成一密闭系统，可连接麻醉机，便于呼吸管理，利于气管镜操作及避免不良反应，则更为安全。

(三)鼻咽部肿瘤切除术

鼻咽部肿瘤是出血多、创面大、易于引起失血性休克的手术，常见者为鼻咽部血管纤维瘤。

1.麻醉前用药

药量要重，术前 30 min 肌内注射阿托品 0.5 mg，哌替啶 50 mg，异丙嗪 25 mg，地西泮 10 mg。术前晚口服地西泮 5～7.5 mg，有好的睡眠。

2.麻醉特点及要求

(1)麻醉够深：手术操作直接在咽喉部，刺激大，创面大，麻醉要完善，要够深。不宜采用部位阻滞麻醉。

(2)气道通畅：全麻用气管内插管，预防分离肿瘤时血性分泌物误入气管内阻塞气道。

(3)控制降压：由于出血多，止血又困难。常配合控制性低血压减少创面出血，为手术创造良好条件，避免出血性休克发生。

(4)补充失血：有较多出血时，应及时输血，补充血容量。

(5)麻醉便于手术操作：如需术后行气管造口时，宜于麻醉前先行气管切开，经气管切开插管麻醉，管理呼吸，便于手术操作。

3.麻醉方法

(1)诱导：静脉注射 2.5%硫喷妥钠 10～15 mL，或丙泊酚 15～20 mL 加琥珀胆碱 50～

100 mg/kg，气管内插管，导管套囊充气，防止血液和分泌物流入气管内。

(2)维持：输注丙泊酚，开始 6～8 mg/(kg·h)，3 min 后改为 4～6 mg/(kg·h)，或以芬太尼 2 μg/kg 静脉注射加深麻醉。

(3)控制性降压：硝普钠降压效速。50 mg 溶于 5%葡萄糖 500 mL 静脉注射，开始 1 μg/(kg·min)，维持动脉血压在 10.64 kPa(80 mmHg)，减低滴数，血压控制得当。对术中失血要注意补充，不要使血压降得过低。降压期间应保持呼吸道通畅，充分给氧，避免缺氧和二氧化碳蓄积。降压时头高 15°～30°。降压时间尽量缩短，主要手术步骤完成后，即停止滴入。降压完毕要注意止血彻底。

(四)鼻窦恶性肿瘤根治术

1.麻醉前准备

多为老年患者，麻醉前充分准备。

(1)术前评估：充分了解心、肺、肝、肾功能，准确地判断患者全身情况及麻醉和手术的耐受能力。

(2)控制性降压：手术创面大，失血多，为减少术中出血量，使用控制性降压或做同侧颈动脉结扎术。麻醉前了解有无动脉硬化，冠心病和潜在的肾功能不全等降压麻醉禁忌证。若瘤体不大时，可不用控制性降压。

(3)输血准备：降压时间不宜过长，降压幅度不宜过大，对术中失血应等量补充。

2.全麻方法

(1)诱导：2.5%硫喷妥钠 5～15 mL 或力月西(咪达唑仑注射液)10 mg 或丙泊酚 15～20 mL，琥珀胆碱 50～100 mg 静脉注射后，快速诱导气管内插管。

(2)维持：以芬太尼、丙泊酚加深麻醉。

(3)降压方法：硝普钠 50 mg 溶于 5%葡萄糖 500 mL 中静脉输注。

3.术毕拔管

务必将气管及口腔分泌物吸净，患者清醒后拔管，否则极易引起喉痉挛。一旦发生喉痉挛，当机立断，立即静脉注射氯琥珀胆碱(司可林)再次气管内插管给氧，行人工呼吸，患者情况会立即好转。继续观察，当患者情况完全好转后拔管。必须重视此类患者拔管。如肿瘤已侵犯脑硬膜，手术操作的强烈刺激可引起循环、呼吸紊乱，应注意观察脉搏、呼吸、血压等。

(五)喉全切除术

1.麻醉前准备

喉全切除术是对声带及其邻近组织的恶性肿瘤的手术治疗方法，是耳鼻喉科手术中最大的手术之一。

(1)麻醉前评估：患者年龄较大，多在 40 岁以上，常合并心肺疾病等，麻醉前必须充分评估患者体质状况、病变部位、范围及手术时间的长短等。因手术后患者失去说话能力，往往顾虑重重，麻醉前应做好思想工作和心理治疗。

(2)经气管造口：喉头已有的新生物，使呼吸道有梗阻的危险，由于全麻气管内插管易致出血或脱落，造成更严重的呼吸困难，宜先用局麻行气管切开术，置入带套囊的气管切开导管，充气套囊，防止血液从手术切口流入气管而误吸。导管接麻醉机，再给予全麻。

(3)麻醉前用药:术首 30 min 肌内注射阿托品 0.01 mg/kg 或东莨菪碱 0.004～0.008 mg/kg。

2.麻醉方法

全麻诱导后采取静脉复合全麻。丙泊酚 2.5 mg/kg、芬太尼 2.5 μg/kg、琥珀胆碱 1.2～2 mg/kg 静脉注射做全麻诱导,丙泊酚复合液维持,作用迅速、平稳、心血管应激反应轻、苏醒快,较理想。静吸复合全麻,使麻醉深度更易调节,停吸后 9～17 min 清醒。控制性低血压麻醉,应严格掌握适应证。

(六)乳突手术麻醉

1.特点

乳突手术包括电子耳蜗植入术、乳突根治术、改良根治术和单纯凿开术等。

(1)神经刺激大:由于手术靠近鼓膜附近,神经分布密集,对疼痛刺激甚为敏感。

(2)麻醉深度足够深:钻骨和凿骨时声音及振动较大,不少患者难以忍受。因而单独局麻效果较差,手术在中耳内操作,需配合使用强化或分离麻醉。

(3)麻醉要求甚高:乳突手术对麻醉的要求,以手术刺激时患者不动为宜,浅麻醉即能满足手术要求。

2.麻醉选择

成人可在局麻或全麻下施行,小儿宜在全麻下施行。

(1)局麻加强化麻醉:成人选用。哌替啶 50 mg 加异丙嗪 25 mg 静脉注射,或冬眠合剂Ⅰ号,或冬眠合剂Ⅳ号 1/2 静脉注射,然后 0.5%普鲁卡因局部浸润。手术时间长,可追加哌替啶 25 mg 加异丙嗪 12.5 mg。一般手术均可完成。

(2)全麻:对精神紧张不易合作的成人和小儿宜采用吸入或静脉麻醉。因手术在头的一侧,呼吸道较易保持通畅,一般不用插管,可置口咽通气管。凿骨时头部振动,气管插管易造成气管损伤。手术改变体位时,要特别注意呼吸道通畅。麻醉科医师离患者头部较远,且被消毒手术单覆盖,气管内插管后,对呼吸道的管理比较容易。一般行快速气管内插管或清醒插管,丙泊酚、芬太尼维持麻醉,以患者手术刺激时不动即可,术后早清醒拔管。

(七)悬雍垂腭咽成形术

阻塞性睡眠呼吸暂停综合征(OSAS)是指每小时睡眠呼吸暂停>5 次,每次发作呼吸暂停>10 s,伴氧饱和度下降>4%,或每晚睡眠 7 h 中呼吸暂停>30 次。在全麻下施行悬雍垂腭咽成形术(UPPP),是近年来耳鼻喉科开展的效果满意的手术治疗方法。

1.麻醉前评估

潜在致死危险:打鼾,且逐年加重,夜间睡眠呼吸暂停憋醒等症状,常合并循环、呼吸、中枢神经系统功能改变,有多种疾病。一般合并高血压、肺动脉高压、心脏病(冠心病)、心律失常、糖尿病、肺心病和红细胞增多症等,反复发作缺 O_2 和高碳酸血症;并发程度不等的脑血管疾病等均为潜在的致死危险。夜间睡眠时 SPO_2 为 90%～94%或更低。

2.麻醉前准备

(1)明确诊断:麻醉前要了解病史、症状,如用多导睡眠仪诊断是中度还是重度 OSAS,有无并发症等。

(2)身体处于最佳状态:并发症得到合理的治疗,术前没有明显器质性病变及脏器功能损害，ECG及有关化验项目在正常范围内，使患者处于稳定期。

(3)尽快解决气道通气：若术前 SPO_2＜40%时，应术前行气管切开术，解除致命性窒息。

(4)麻醉前用药：阿托品0.5 mg，术前30 min肌内注射。

3.麻醉特点及麻醉选择

(1)麻醉特点。①有效通气：要求对阻塞性OSAS患者再不能行无效通气，否则，数分钟就可导致缺氧性心搏骤停。麻醉要保证患者平稳渡过围手术期。②对麻药敏感：OSAS患者因对各种镇静药、麻醉性镇痛药及所有中枢性抑制药都很敏感，故麻醉中要少用或不用麻醉性镇静、镇痛药，术前也不用或慎重应用。如在病房使用，可能发生呼吸暂停等。③手术时间短：由于手术时间短，麻醉要选用起效快、清醒快和可控性强的药物。④麻醉技术要全面：麻醉科医师要富有经验；因为OSAS患者咽部组织增生，张力下降，气管插管困难，所以技术必须熟练；麻醉管理和麻醉前评估要清楚准确。

(2)麻醉诱导：麻醉诱导是关键，尽快建立通畅气道。麻醉前开始监测血压、ECG、SPO_2等。进手术室开放两条静脉通道。面罩下吸氧去氮。根据患者条件和术前评估插管难易情况，选择快速诱导或慢诱导。气道评估无困难者，静脉注射2.5%硫喷妥钠0.4～0.5 g或丙泊酚1.5～2.5 mg/kg，芬太尼0.1～0.2 mg，琥珀胆碱100 mg或阿曲库铵0.4～0.6 mg/kg，控制呼吸，气管内插管。

(3)麻醉维持：吸入1%～2%恩氟烷或七氟烷，或 N_2O-O_2，采用丙泊酚复合静脉麻醉，用阿曲库铵或琥珀胆碱维持肌松。

(4)术毕处理：术毕沿切口缝线创面黏膜下注射地塞米松10 mg。常规应用新斯的明、阿托品拮抗残余肌松药物作用。待患者完全清醒后持续抬头＞5 s，最大呼气≥4.52 kPa(34 mmHg)，呼吸通畅，呼吸和循环稳定后拔除气管导管，送回病房。

4.麻醉处理

(1)麻醉前评估：麻醉前要充分评估气道通畅与插管难易情况。对预计插管困难或快速诱导插管遇到困难者，应选择清醒插管，或使用纤维支气管镜或光杖，必要时采用逆行插管技术。

(2)咽喉部表麻：在诱导前，对咽喉部充分表麻，利于减轻插管不良反射，可减少手术时的全麻用药量，术后可减轻局部疼痛。患者安静。

(3)使用短效易控药：选用芬太尼、氧化亚氮、阿曲库铵、异氟烷和七氟烷等短效可控制药物，术毕清醒快，不致因呼吸道分泌物阻塞而发生问题。不用麻醉性镇静镇痛药物。

(4)术中严密观察：术中加强监测，密切注意气管导管情况，及时发现和处理气管受压，防止气管脱出。

(5)术后管理要加强：OSAS患者的主要危险是全麻拔管以后。要严格掌握拔管指征，拔管后加强监测，密切注意呼吸的变化，及时处理呼吸困难，常规准备气管切开包。有条件时，术后应送入麻醉恢复室(PACU)或ICU。凡清醒患者取坐位，减少上呼吸道阻塞。提高 SPO_2，尤适用于肥胖者。患者术后1～5 d均有低氧血症，根据血气分析的 PaO_2、$PaCO_2$ 及临床表现，调整吸入氧气浓度(FiO_2)。用非甾体类消炎镇痛药，不主张用麻醉性镇痛药。术前异常肥胖、清醒后高碳酸血症、慢性肺疾病、肌营养不良等患者，术后不拔管，机械通气到病情稳定。必要时行气管切开术。

（八）内耳手术

内耳手术较大，如迷路造孔和鼓室成形术等，重要步骤须在手术显微镜或手术放大镜下进行，要求患者绝对不能躁动，手术野十分清晰，术野无血，处理迷路的手术也很精细等。

1.局麻加强化

局麻下切开，入迷路时，患者往往有恶心、呕吐反应，甚至眩晕。需辅助强化麻醉或氯胺酮、氟哌利多等。氟哌利多对恶心、呕吐反应的控制很有效。也可用2%利多卡因滴入钻孔内，行表面麻醉，以解除疼痛。药液宜加温，不致产生冷的刺激，或给患者带来恶心、呕吐和晕眩等并发症。

2.全麻

气管内插管，用快速诱导或清醒插管。用神经安定麻醉或静吸（恩氟烷或异氟烷）复合等维持麻醉。深度不必过深，一般用浅麻即可。但必须平稳，要求患者不动。如头部有轻微移动，对手术有很大的影响。禁用吸入氧化亚氮，因其可大量弥散入鼓室，使鼓室压力迅速升高，遇鼓咽管狭窄者压力可猛升至51.2 kPa（385 mmHg），致使鼓膜破裂。

第三节　口腔颌面部手术的麻醉

口腔颌面外科手术对麻醉的要求包括安全有效地控制气道、麻醉诱导和维持阶段力求平稳、维持适当的肌肉松弛、苏醒迅速、保证术中及术后镇痛完全。

一、麻醉选择

口腔颌面外科手术的常用麻醉方法包括局部区域神经阻滞和全身麻醉。选择麻醉时应以患者能接受，手术无痛、安全，术后恢复迅速为原则，根据患者的年龄、体质、精神状况，手术的部位、范围、时间长短等综合考虑而定。

二、常用麻醉方法

（一）局部麻醉

局部麻醉一般由手术者自行操作。局部麻醉对生理干扰小、易于管理、恢复快，多用于智齿拔除或短小手术，也可以在全身麻醉时复合应用，以减少术中的全身麻醉药用量，缩短麻醉恢复时间。它的缺点在于手术区疼痛感受器的阻滞不易完善，对于精神紧张、焦虑者，可在局部麻醉的基础上，经静脉辅助应用镇静、镇痛药物以完善麻醉效果。

（二）全身麻醉

由于口腔颌面部手术的解剖部位特殊，多数手术时间较长且操作精细，而手术区域又毗邻呼吸道甚至颅底、眼眶、颈部重要的神经血管的附近，术野周围血流丰富，渗血较多。有些复杂的手术还涉及重要组织和器官。因此，气管内插管全身麻醉应是最为理想的麻醉选择。全身麻醉优点在于能完全消除手术的疼痛与不适，解除患者的焦虑感，较好地控制机体反应，并适合于术中使用低温、控制性降压和机械通气等技术，为外科手术提供最理想的手术条件。常用的全身麻醉包括以下几种。

1.氯胺酮基础麻醉

氯胺酮基础麻醉实施相对简单，对药物输注设备要求不高。氯胺酮麻醉对骨骼肌张力的影响小，上呼吸道反射也可维持，术中基本能保持自主呼吸，不产生明显的呼吸功能抑制，不影响对二氧化碳的反应性。给药 2～3 min 后可引起呼吸频率减慢，当快速大剂量给药或与阿片类药合用时才产生明显的呼吸抑制。以往被广泛用于小儿麻醉，尤其是短小手术。但氯胺酮可引起呼吸道分泌物增加，还有兴奋心血管中枢的作用，造成血压和心率同时上升。由于缺乏呼吸道保护和有效呼吸支持，这种方法已逐渐被淘汰。

2.全凭静脉麻醉

多种静脉麻醉药、麻醉性镇痛药复合非去极化肌松药是比较理想的全凭静脉麻醉药组合。全凭静脉麻醉不刺激呼吸道，无手术室污染和燃烧爆炸的危险，起效快，麻醉效果确切。气管内插管有助于维持气道通畅，便于清理气道、实施人工通气。静脉麻醉药首选丙泊酚，起效迅速可控性好。麻醉性镇痛药常选芬太尼、苏芬太尼和瑞芬太尼，镇痛作用强大。肌松药首选中、短效非去极化类，如维库溴铵、罗库溴铵和阿曲库铵等，不仅有助于呼吸管理，而且能松弛口咽部肌肉以利于手术操作。

3.静吸复合全身麻醉

静吸复合全身麻醉方法多样，如静脉麻醉诱导，吸入麻醉维持；或吸入麻醉诱导，静脉麻醉维持；或静吸复合麻醉诱导，静吸复合麻醉维持等。由于静脉麻醉起效快，患者易于接受，而吸入麻醉便于管理，麻醉深度易于控制，故临床普遍采用静脉麻醉诱导，而吸入或静吸复合维持麻醉。常用的吸入麻醉药包括挥发性麻醉药恩氟烷、异氟烷和七氟烷以及非挥发性麻醉药氧化亚氮。

（三）全身麻醉复合外周神经阻滞

口腔颌面部外周神经阻滞可以提供超前及延迟的镇痛。一般在麻醉诱导后、手术开始前是实施神经阻滞的最佳时机。全身麻醉诱导后可行眶下神经阻滞。一旦神经阻滞起效，将减少全身麻醉药物的用量。眶下神经是三叉神经的终末支，支配上唇、下眼睑，两者之间直至鼻旁的皮肤和黏膜的感觉。它从眶下孔穿出，位于颧骨突出部位（鼻外侧的骨性突起）的内侧，所以很容易被阻滞。阻滞成功可麻醉上唇、鼻翼、鼻中隔、下眼睑和面颊的中部。

三、麻醉期间患者的管理

（一）病史和体格检查

麻醉医师在术前必须进行全面的病史采集和体格检查。常规的术前实验室检查包括血常规、尿常规、血生化、肝肾功能、胸部 X 线片和心电图等。麻醉前访视时，应仔细复习病史资料，了解患者是否合并其他的先天性畸形，评估有无气道困难存在、有无呼吸和循环代偿功能减退、有无营养不良和发育不全，是否存在呼吸道感染和严重贫血等。

（二）气道评估

了解有无喉鸣、打鼾、鼻出血史；有无气道附近手术外伤史；有无头颈部放射治疗史；有无麻醉后发生气道困难史等。检查有无肥胖、鼻腔堵塞、鼻中隔偏曲、门齿前突或松动、颞下颌关节强直、小下颌、颈短粗，检查有无口腔、颌面及颈部病变，气管是否移位等。特殊检查包括张口度、甲颏间距、颈部活动度、Mallampati 试验。Mallampati 试验和 Cormack-Lehane 分级密切相关。有些综合征伴有颌骨畸形则会明显影响气道的显露，例如 Pierre Robin 综合征（皮罗综合征，即小儿下颌-舌下垂综合征）和 Treacher Collins 综合征（特雷彻·柯林斯综合征，即下颌骨发育不全疾病）。由于患者下颌骨过小，呈小颌畸形，正常情况下行气管插管时暴露气道十分困难，因而对该类患者的麻醉需要做好困难气管插管的充分思想准备和器械准备，要避免因准备不充分而导致的急症气道出现。

（三）心理疏导

对于可能出现的诸多心理问题，麻醉医师应予以高度重视，术前应做好耐心细致的解释工作，与患者及家属建立起良好的医患关系，尽可能地取得他们的合作。不良心理活动的抑制与阻断，无疑对减少麻醉用药量、维持生理状态稳定和减少术后并发症都有着重要意义。

（四）术前准备

1.小儿患者

年龄越小，手术麻醉风险也越大，婴儿施行择期手术的安全年龄被定为出生前孕龄＋出生后周龄大于 44 周。伴急性上呼吸道感染和严重贫血的患儿，应暂缓手术。检查先天性颌面畸形患儿有无并存的重要脏器畸形及其功能改变。检查先天性唇腭裂患儿有无喂养困难造成的营养不良、发育迟缓。

2.中老年患者

对原已有内科并发症的患者，需着重了解其脏器功能损害的严重程度，与内科医师共同制订术前治疗方案，包括控制高血压、改善呼吸功能、治疗心律失常、安置临时起搏器、纠正水、电解质以及酸碱平衡紊乱和营养不良等，以提高患者的手术麻醉耐受性。恶性肿瘤患者全身状况差，加上摄食障碍，常出现消瘦，并伴有贫血、营养不良和低蛋白血症，术前也应尽可能予以改善和纠正。

3.阻塞性睡眠呼吸暂停综合征

患者应注意从病史、症状、体征上给予判断，明确引起上呼吸道阻塞的病因，评估其上呼吸道阻塞程度和肺通气功能状况，检查有无低氧血症和高碳酸血症以及心肺并发症等。遇肥胖患者，麻醉前还应了解其肥胖的严重程度以及在心血管、呼吸和代谢等方面可能出现的异常变化，以便采取合理的麻醉处理手段。

（五）麻醉前用药

主要包括镇静药和抗胆碱药，一般于麻醉前 30 min 到 1 h 给药。抗胆碱药对于清醒插管尤为重要，干燥的气道能显著提高表面麻醉的效果。

麻醉前用药应尽力做到个体化，需结合患者的年龄、身体状况、焦虑程度、药物反应及手术麻醉史等做综合考虑。1 岁以内的婴儿在麻醉前无须使用镇静药物，1 岁以上的小儿可视具体情况在麻醉前给予镇静药物。高龄、有严重肺病、气道受损、休克或颅内压增高的患者，可不使用麻醉前用药。对于困难气道患者术前镇静药宜小心、谨慎。

（六）插管路径和气管导管

插管路径常根据手术需要而定，如无特殊禁忌原则上应避免妨碍手术操作。颅底、眼眶、鼻部、上颌骨、上颌窦手术宜采用经口插管，口腔内、腮腺区、下颌骨、颈部手术宜采用经鼻插管。相对而言，经鼻插管在口腔颌面外科麻醉中更为普遍，但有鼻出血、鼻甲切割伤、鼻骨骨折以及鼻翼缺血性坏死等并发症的报道。

根据不同手术的需要选择合适的气管导管：RAE 导管常被用于口腔颌面及颈部手术中，口插管外露的近端向下弯曲，鼻插管外露的近端向上弯曲，能最大限度地暴露手术野；钢丝螺纹加强型导管弯曲后不变形，用于常需变动头位的手术中，可避免导管发生折叠和阻塞。激光手术导管在制作中添加箔、不锈钢、铝等金属材料，使导管能耐受激光，避免在喉、气管激光手术中发生导管熔化、断裂；喉切除术导管直接经气管造瘘口插入气管，外露的近端向下弯曲，在喉切除手术操作过程中，可将导管近端置于手术野外；气管切开术导管长度较短，直接经气管切口处插入气管，其远端开口呈圆形，可减少气管黏膜的损伤。

（七）插管方式

一般来说，非手术方式插管具有操作简便、风险性小、并发症少的优点，常被作为建立气道的首选方法。

在口腔颌面外科患者中困难气道的比例高，程度严重，情况复杂。对于严重的困难气道患者往往考虑采用清醒插管，以策安全。清醒插管具有以下优点：①保留自主呼吸，维持肺部有效的气体交换。②气道反射不被抑制，降低了误吸引起窒息的危险。③保持肌肉的紧张性，使气道解剖结构维持在原来位置上，更有利于气管插管操作。④不需要使用吸入麻醉剂和肌松药，在某些高危患者中可避免这些药物引起的不良反应。

清醒插管没有绝对的禁忌证，除非患者不能合作（如儿童、精神迟缓、酗酒及好斗的患者），或者患者对所有局部麻醉药有过敏史。对于不合作或同时患有颅内高压、冠心病、哮喘的患者，则应权衡插管困难与清醒插管的风险，给予全面考虑。

但在某些情况下需施行气管切开术后麻醉，如：①口、鼻、咽部有活动性出血。②会厌及声门部炎症、软组织肿胀或异物阻挡而妨碍显露声门。③出现上呼吸道梗阻无法维持通气。④全面部骨折（上、下颌骨和鼻骨复合骨折）者在手术复位过程中需多次改变气管插管路径。

（八）气管导管固定

在口腔颌面手术中，口内的操作或搬动头部均会引起导管移位，小的移动增加导管和气管黏膜之间的摩擦，增加喉水肿的危险性；大的移位有可能造成手术中导管滑出，或进入一侧支气管内。另一方面由于气管导管经过手术区域，所以常被手术巾所覆盖，则导管的移位、折叠不易被发现，所以导管固定非常重要。在进行口腔颌面外科手术时意外拔管是手术的真正危险。麻醉医师应充分认识到这种可能性，并保持与外科医师的不断沟通，共同避免意外拔管的发生。一般经鼻插管比经口插管易于固定。RAE 导管和异型导管的特殊弧度能限制气管导管的移动，有利于术中气道管理。为了使导管固定更安全还可用缝线固定导管于鼻翼、口角或门齿上，或使用手术贴膜固定导管于皮肤。

（九）术中监测

麻醉医师必须在使用各种仪器前进行检查。麻醉机功能监测应包括吸入氧浓度、气道压力、呼出气量和呼出气麻醉药物浓度的监测。应持续监测心率、心律、无创动脉压、脉搏氧饱和度、呼气末二氧化碳分压。在某些情况下，麻醉医师可根据需要增加其他的监测项目，如测定中心静脉压、有创动脉压、颅内压、肺动脉压、心排血量、体温及其他指标，最好兼有波形及数字显示，尤其要注意动态变化过程及时处理。使用肌松药时，需监测神经肌肉功能。

（十）远距离麻醉管理

由于手术医生占据了患者的头端位置，而麻醉机远离头部。术中应严密观察有无气管导管或静脉输液管的扭曲、折叠、脱出，以及麻醉呼吸回路的脱落等异常情况。

（十一）长时间手术时的躯体保护

对于长时间手术要注意躯体的保护：①眼睛的保护。颌面外科手术中，手术牵拉、消毒药水等易导致眼睛损伤。术前涂抹抗生素眼膏并用无菌胶带粘贴上下眼睑，手术操作时提醒医师避免压迫眼球或牵拉眼内容物，可减少眼的损伤、失明的危险。②鼻翼的保护。导管过分向上牵拉或衔接管过重，均会压迫鼻翼，长时间压迫可造成鼻翼缺血，会导致局部皮肤坏死，瘢痕形成。③外周神经的保护。由于手术床过窄而导致术中上肢下垂或受压，易造成尺神经损伤，尤多见于肥胖患者；放置体位时上肢过于外展，或俯卧位时垫衬安放不到位，可造成臂丛神经损伤。

（十二）控制性降压

施行控制性降压有利于减少组织的渗血并提供一个干燥的手术野，使组织解剖易于辨认，也适合某些精细操作，如血管吻合术的要求，故目前在口腔颌面手术中控制性降压技术的运用非常普遍。由于整个手术时间相对较长，故只需在截骨、肿瘤切除等出血多的步骤时，实行严格的控制性降压，而在血管吻合等显微操作时，可控制血压略低于基础水平，待血管吻合结束后要立即复压，一方面有助于移植物的血液供应，另一方面也有助于外科医生判断和止血。

降压的前提是血容量充足，这样才不会损害组织器官，通常的做法是在诱导后即利用血浆代用品如羟乙基淀粉、明胶等进行扩容，保证循环血量充足的同时还起到血液稀释的作用。降压的实施：①可以通过加深麻醉而达到降压的目的。②应用降压药物，常用的如扩血管药（硝普钠、硝酸甘油等）、钙通道阻滞剂（盐酸尼卡地平等）、肾上腺受体阻滞剂（艾司洛尔、拉贝洛尔等）。在控制降压时，可尽量使手术部位高于身体其他部位，这样可使手术野的血压降得最低而不影响其他部位灌注。降压的过程中必须实施有创动脉监护。

四、麻醉后患者的处理

（一）拔管术

拔管术在大多数情况下是顺利的，但在有些特殊患者甚至比插管的挑战更大。由于术后组织的水肿、颜面部结构的改变以及术后的包扎使得面罩通气变得困难甚至无法通气。并且由于担心会破坏修补后口咽和鼻咽的解剖，通气道或喉罩可能也无法使用。为了确保拔管安全，麻醉医师应首先考虑两个问题。第一，套囊放气后导管周围是否漏气；第二，如果患者在拔管过程中出现气道梗阻，紧急通气包括外科建立气道是否可行。如果以上答案是肯定的则可尝试拔管。

拔管前应准备好困难气道急救车。充分供氧并吸尽患者气道分泌物和胃内容物。拔管前可静脉注射地塞米松并将患者头稍抬高，有可能缓解气道水肿。可以应用少量气管扩张剂和短

效 β_1 受体阻滞剂，如艾司洛尔，有助于改善患者呼吸和循环情况。确认患者已完全清醒并且没有残留肌松作用，潮气量和每分通气量基本正常，SpO_2 维持 95%以上。只要没有外科特殊禁忌，拔管时可让患者半卧，以增加功能残气量和减少气道梗阻。如果拔管后有舌后坠的可能应先将舌牵出并用缝线固定。拔管前将气管引导管或其他类似导管，如高频喷射通气管、气道交换导管或纤维支气管镜等留置于气管导管中。这样，拔管后保留的导管还可引导再次插管。用鼻胃管或光索等作为引导管也可起到相应效果。拔管动作要轻柔，先试将气管导管退至声门上，观察有无气管狭窄或塌陷，然后再将气管导管缓慢拔除。少数患者可能出现短暂的喉水肿或喉痉挛，通过加压供氧，肾上腺素雾化吸入等处理，症状一般都能缓解。如症状持续加重甚至出现呼吸困难应考虑再次插管或气管切开。

（二）急性喉痉挛的处理

喉痉挛为拔管后严重的气道并发症，多见于小儿，处理必须争分夺秒，稍有贻误即可危及患者的生命。应立即吸除声门和会厌附近的分泌物，然后可进行如下处理：①用 100%氧进行持续气道正压，同时应注意将下颌托起，以除外机械性梗阻因素，直至喉痉挛消失。②小剂量的丙泊酚（20～50 mg）加深麻醉，直至喉痉挛消失。③如果上述处理无效，可应用短效肌肉松弛药来改善氧合或协助进行气管插管。

（三）术后恶心呕吐

很多因素均会造成术后恶心、呕吐（postoperative nausea and vomit，PONV），如术前过度焦虑，麻醉药物的影响、缺氧、低血压以及术中大量的血液、分泌物刺激咽部或吞入胃内。由于呕吐物可能污染包扎敷料和创面从而增加感染机会。对术后吞咽功能不全的患者，也增加了误吸的机会。因此，控制 PONV 对口腔颌面部手术显得尤其重要。对于 PONV 的高危患者，可采取一些预防措施，如：①术后清除咽部的分泌物和血液，术后常规胃肠减压。②避免术后低氧和低血压。③预防和治疗可给予三联抗呕吐药，如昂丹司琼、氟哌利多和地塞米松。

（四）术后镇静和镇痛

术后镇静、镇痛可减少患者的躁动，减少头部的移动，避免血管蒂扭曲、游离皮瓣坏死。术后镇静、镇痛还有助于患者耐受留置的气管导管或气管切开。用于术后镇静和镇痛的药物包括：①咪达唑仑，由于此药有多种给药途径，且起效快，对循环呼吸无特别抑制，所以在临床上用得比较多，单次静脉给药 1～2 mg，但反复给药时，需注意其蓄积作用。②丙泊酚，它的最大优点是停药后恢复快而且质量高，易于调控，能起到很好的镇静效果。③芬太尼是很常用的阿片类镇痛药，一般选择患者自控静脉镇痛的方式给药，既可有效镇痛又可避免用药过量。目前认为 4 岁以上的小儿，只要有人监护，即可给予自控镇痛。④非甾体类镇痛药对口腔颌面外科患者可提供有效的镇痛，并有抗感染作用，可经 PCIA 给药，但对于有亚临床肾损害、出凝血时间延长、使用环孢霉素、氨甲蝶呤等抗肿瘤药治疗的患者需慎重。

第七章　特殊疾病患者的麻醉

第一节　癫痫患者的麻醉

一、概述

(一)癫痫的分类

根据病因的不同,癫痫可分为原发性和继发性两大类。原发性癫痫又称特发性癫痫,是指以目前的诊断技术尚不能找到明确病因的癫痫。随着医学诊断技术的提高,原发性癫痫会越来越少。继发性癫痫指有明确病因的癫痫,又称症状性癫痫或获得性癫痫。脑部的炎症、肿瘤、外伤、血管病、寄生虫等中枢神经系统各类疾病均可引起或诱发癫痫发作。全身中毒性疾病、心血管疾病、代谢内分泌疾病及妊娠中毒症等也可造成大脑皮质某些部位兴奋性过高,导致该部位神经元突然放电,发生一过性脑功能异常而出现肢体抽搐、意识丧失等。高热、缺氧、低血糖、低血钙、低血镁及某些感觉性刺激而致神经元兴奋性过高,产生异常高频发放,并向正常脑组织扩散,导致脑组织的广泛兴奋,从而出现特有的惊厥症状。

(二)癫痫发作的临床表现

癫痫发作的临床表现多种多样,过去习惯性分为大发作、小发作、局限性发作和精神运动性发作四类。1981 年国际抗癫痫联盟分类及命名委员会把癫痫发作分为部分性发作(首发的临床症状和脑电波(EEG)异常表明最初的神经元异常活动限于一侧半球的局限范围内,不伴有意识障碍称为单纯部分性发作,若伴有意识障碍称为复杂部分性发作)、全身性发作(首发的临床症状和 EEG 异常均表明为双侧性的)和不能分类的发作。

1.全身性强直阵挛发作

全身性强直阵挛发作为临床最常见的类型,是大发作的主要形式。发作时意识突然丧失,全身痉挛性抽搐,多持续数分钟,可间歇数周或数月 1 次,也可以 1 周数次,每次发作过程可以分为先兆、惊厥和惊厥后状态三个阶段。

(1)先兆:是惊厥发作前的一种躯体、内脏或特殊感觉体验,常见肢体麻刺感和上腹部不适,持续数秒至数十秒钟。先兆是发作的一部分,约 57%的患者有先兆,1/4 患者表示其先兆难以用语言形容。先兆可以提示发作的起源点,并且预示惊厥的来临。服用抗癫痫药后有时仅有先兆发作而不发生惊厥。

(2)惊厥:先兆后数秒即可发生惊厥,分为强直和阵挛两期。典型的过程为:先兆→意识丧失,尖叫,骨骼肌持续收缩,四肢伸直,颈和躯干反张,双眼上翻,牙关紧闭,可咬破舌尖,呼吸道梗阻,呼吸暂停,面色青紫或淤血,大小便失禁;强直期持续 10～30 s,四肢末端逐渐出现细微震颤,震颤幅度增大并延及全身;进入阵挛期→头强而有力地抽动,四肢屈肌痉挛和松弛交替出现,呼吸深大,口吐白色或血色泡沫,可大汗淋漓;阵挛间隔逐渐延长、减弱,最后停止,阵挛期持续数十秒至数分钟。临床上可见到仅有强直发作而无阵挛发作,或无强直发作而仅有阵挛发作的情况。

(3)惊厥后状态:惊厥后全身肌肉松弛,昏睡数小时或立即清醒。有的患者发作后出现头痛、全身肌肉酸痛、无力数小时。个别患者出现精神异常,也可发生一过性偏瘫。

2.失神发作

失神发作多见于儿童,表现为毫无先兆的突然意识丧失,语言或动作中断,双眼凝视,并不跌倒,持续 5～20 s,突然恢复,可继续原来的谈话或动作。常合并节律性眼睑阵挛或轻微的肌阵挛,面色苍白,流涎。发作虽短暂但频繁,每日发作数十至数百次,智力很少受影响,有时失神发作可能不典型。

3.失张力发作

突然肌张力低下,头下垂,下颌松弛而张口,上肢下垂,甚至倒地,可伴有短暂意识障碍,也可以为一侧肢体或单一肢体的局限性肌张力低下。

4.局部性阵挛发作

任何部位的局部肌肉阵挛,无扩散,持续数秒至数分钟,神志清楚。

5.扩散性阵挛发作

肌肉阵挛起源于局部,逐渐扩散到一个肢体或一侧肢体,神志清楚。如果扩展至全身,则称为部分性发作继发全身发作。

6.复杂部分性发作

复杂部分性发作多见于成人和 5 岁以上的儿童,表现形式多样化,如自动症、情感障碍、记忆力障碍、知觉异常、梦样状态、冲动行为等,由于发作时有程度不同的意识障碍,发作后可以自知“生病”,但对发作内容多不能记忆。

7.感觉发作

感觉发作可表现为痛、针刺、麻木等本体感觉异常,或嗅、视、听、味觉等特殊感觉异常。

8.自主神经-内脏发作

自主神经-内脏发作较为罕见。以眩晕、麻木、疼痛等感觉症状伴有暴怒、恐惧、恶心呕吐、心悸、寒战、发热等为主要表现。

9.癫痫持续状态

癫痫持续状态为特殊的发作形式,包括强直阵挛持续状态、部分性运动发作持续状态和非惊厥持续状态。

(1)强直阵挛持续状态:指强直阵挛多次发作,两次发作间意识障碍不恢复＞30 min,或发作持续 30 min 以上。发生率占癫痫的 2%～6%,占癫痫持续状态的 85%,病死率高达 10%～20%。反复惊厥可以导致:①神经元过度兴奋,脑代谢率持续增加,氧和葡萄糖供需失衡,发生脑缺氧，细胞毒性物质蓄积，破坏神经元的结构和功能。②大量 Ca^{2+} 进入神经元内，激活 Ca^{2+} 依赖性蛋白酶，造成神经元不可逆损害。③大量兴奋性氨基酸释放，造成神经元水肿。④脑血流自动调节功能障碍，脑缺血和脑损害加重。这些因素综合作用，使相关神经元发生不可逆损害。另外，惊厥持续发作对全身也产生许多负面影响，如呼吸道梗阻、通气量不足、机体耗氧量增加、低氧血症、酸中毒、高钾血症、心律失常、重要脏器功能受损等，所以要积极防治。其发生诱因包括饮酒、突然停用抗癫痫药、合并感染等。

(2)部分性运动发作持续状态：持续性局限性或一侧肌肉抽搐，意识可清楚或障碍，多见于急性脑栓塞、脑损伤、颅内炎症或肿瘤等。

(3)非惊厥持续状态：意识障碍与失神发作相似，有复杂的自动症表现，如言语、咀嚼、吞咽、解扣脱衣、搬东西、游走奔跑、唱歌等，并有肢端震颤。

二、麻醉前准备

癫痫不是择期手术的禁忌证。癫痫大发作时，患者容易遭遇外伤或灼伤，有时需要紧急手术处理，此时，关键是在围手术期避免癫痫大发作。否则不仅妨碍手术进行，而且有唾液分泌剧增及胃内容物反流，将导致误吸、窒息等意外。

麻醉前准备的原则是：避免诱发大发作的各种因素，应用抗惊厥药治疗以控制其发作。

具体准备事项如下。

(1)稳定情绪，做好安慰、解释工作，术前数天开始按需加用镇静药。

(2)应用抗癫痫药，持续用至癫痫症状得到控制，但手术前 1～2 d 开始需暂停用药。

(3)麻醉前药物，在术前停用抗癫痫药时，可常规给予巴比妥类及抗胆碱药，紧张者可加用安定和小量氯丙嗪。

三、麻醉处理方式

(一)阻滞麻醉

在抗癫痫药和麻醉前用药充分发挥作用的前提下，可选用阻滞麻醉，但需强调阻滞完善，避免任何精神紧张、疼痛和不适；防止局麻药过量和误注血管内引起局麻药中毒。

(二)全身麻醉

长期频发癫痫的患者常伴有精神和性格异常，以选用气管内插管复合全麻为宜。

(1)选用全麻药的原则是单纯中枢抑制型的全麻药均可用，如硫喷妥钠、咪达唑仑、七氟醚、异氟烷等。

(2)对中枢抑制伴中枢兴奋型的全麻药，由于剂量过大常诱发惊厥，故应慎用或不用，如氯胺酮、羟丁酸钠、普鲁卡因、安氟醚、N_2O 等。

(3)肌松药的选择：苯妥英钠等抗癫痫药物与非去极化肌松药之间有协同作用，故使用非去极化肌松药时应当减量。

四、麻醉处理

(一)癫痫患者行非癫痫病灶切除手术的麻醉

癫痫患者行非癫痫病灶切除手术的麻醉等同于其他类型的手术。对发作已基本控制的合作患者可依手术部位及方式选用神经阻滞麻醉，用药量及注意事项基本上同于非癫痫患者；对于发作频繁术中有可能诱发癫痫者应在全麻下手术，选用中枢抑制较强的静脉或吸入麻醉剂。慎用氯胺酮、羟丁酸钠、安氟醚等。

（二）癫痫患者行癫痫病灶切除或联络通路切断手术的麻醉

术前准备及术前用药同前，其特殊用药原则：①保留癫痫灶的活性，不消除也不激活病灶的活性。②为手术提供最佳状态。

（1）局麻＋安定镇痛麻醉：用于发作基本控制的患者，行立体定向和颅内电极植入等放射学检查手术时，常用药物如氟哌利多（0.1 mg/kg）＋芬太尼（0.5～0.75 μg/kg）＋局麻，也可采用镇静剂量的咪达唑仑（0.1 mg/kg）或异丙酚（0.5～1 mg/kg）辅助阿芬太尼，均可以获得患者良好的合作以及精确的皮层下脑电分析，术中可维持良好呼吸。

（2）全身麻醉：局麻虽不影响脑电波监测，但其受患者的体位、合作程度、呼吸道的管理、术中可能诱发癫痫等原因不被普遍采用。

五、麻醉注意事项

全麻在药物选择上应注意药物对癫痫病灶的影响。研究表明，阿片类药物可以引起癫痫患者大脑边缘系统的癫痫样电活动，但这种电活动是否具有足够的持续时间和强度以致构成临床危险信号尚不清楚。因此，应用大剂量阿片类药物时，应当合用巴比妥类或苯二氮䓬类抗惊厥药，或复合吸入七氟醚。

此外，低二氧化碳血症易诱发癫痫发作，故一般主张维持适度的血二氧化碳浓度，不宜实施过度通气。

第二节　重症肌无力患者的麻醉

重症肌无力（myasthenia gravis，MG）是一种由乙酰胆碱受体（acetylcholine receptor，AChR）抗体介导、细胞免疫依赖、补体系统参与，主要累及神经肌肉接头突触后膜 AChR 的自身免疫性疾病。主要临床表现为骨骼肌极易疲劳，活动后症状加重，休息和应用胆碱酯酶抑制剂治疗后症状明显减轻。

一、麻醉前准备

充分的术前准备是降低重症肌无力患者术后并发症和病死率的重要环节。

1.了解肌无力的程度及其对药物治疗的反应

合理调整抗胆碱酯酶药物的剂量，其原则为以最小有效量的抗胆碱酯酶药维持足够的通气量和咳嗽、吞咽能力。如果停药 1～3 d 而症状不明显加重则更好。如果停药后病情加重，应迅速给予抗胆碱酯酶药，观察对药物的反应性，这对判断术中和术后用药有很大的价值。

2.完善术前检查

胸部CT或MRI、纵隔气体造影能明确有无胸腺肿瘤及其范围和性质；ECG及MCG能了解心脏功能及肌力情况；免疫学如免疫球蛋白IgA、IgG、IgM检查能确定抗体蛋白的类型；血清AChR-Ab效价测定及血清磷酸激酶(CPK)测定能明确病源及肌肉代谢情况；测定肺功能及胸部X线片等有助于了解肺功能。肺功能明显低下，咳嗽、吞咽能力不良者宜延缓手术。

3.支持治疗

MG患者术前应有足够的休息及适当的营养，以增强体质，加强抗病菌能力；对吞咽困难或发呛者宜鼻饲，防止发生吸入性肺炎。

4.麻醉前用药

以小剂量、能镇静而又不抑制呼吸为原则。病情较轻者可适用苯巴比妥或安定类药物；病情重者镇静药宜减量或不用。吗啡和抗胆碱酯酶药物间有协同作用，不宜使用。为抑制呼吸道分泌及预防抗胆碱酯酶药不良反应，应常规用阿托品或东莨菪碱，但剂量宜小，以免过量造成呼吸道分泌物黏稠或掩盖胆碱能危象的表现。

二、麻醉选择和管理

1.药物的选择

(1)硫喷妥钠、丙泊酚、氯胺酮对神经肌肉传导的影响很轻，可酌情复合应用。特别是丙泊酚，由于其诱导迅速、作用时间短、苏醒快的特点，是MG患者较为理想的药物。MG患者通常对非去极化肌松药敏感，在一些患者即使只用很小剂量非去极化肌松药也可以导致几乎完全麻痹。如术中必须使用肌松药，应选择短效非去极化药物，并且应该以相当于0.1～0.2倍的95%有效剂量的小剂量递增给药，直至获得满意的神经肌肉阻滞效应。近几年随着肌松拮抗剂舒更葡糖(sugammadex)在临床中的应用，可能罗库溴铵将成为MG患者较为理想的肌松药。MG对去极化肌松药表现为耐药或早期Ⅱ相阻滞。若选用琥珀胆碱，应注意脱敏感阻滞而引起的延迟性呼吸抑制。所以，对MG患者最好不用肌松药。

(2)吸入麻醉药已成功应用于MG患者的麻醉。MG患者由于神经肌肉接头处的安全域受损，在不使用肌松药的情况下，吸入麻醉药通常能提供满足大多数外科手术操作所需的肌肉松弛。吸入麻醉药的神经肌肉接头阻滞强度依为：异氟烷＞七氟烷＞恩氟烷＞地氟烷＞氟烷＞氧化亚氮，高浓度吸入可加重肌无力的程度，若与静脉麻醉药复合应用，浓度可明显降低。麻醉性镇痛药与静脉麻醉药、肌松药复合应用，则呼吸抑制作用明显，应慎用。

(3)一些抗生素(如链霉素、新霉素、庆大霉素、肠黏菌素等)可阻碍乙酰胆碱释放，有神经肌接头阻滞作用，可加重肌无力，应注意。有些抗心律失常药物(如奎尼丁、普鲁卡因胺等)可抑制肌纤维的兴奋传导，减少节后神经末梢释放乙酰胆碱，如果再用肌松药，肌无力症状可趋恶化。降压药胍乙啶、六羟季胺和单胺氧化酶抑制剂均可增强非去极化肌松药的作用，故慎用。利尿药呋塞咪促使血钾降低，可加重肌无力。此外，低钠、低钙和高镁也可干扰乙酰胆碱的释放。

2.麻醉方法的选择和管理

麻醉选择以尽可能不影响神经肌肉传导及呼吸功能为原则。对于非开胸手术，可采用局麻或椎管内麻醉。胸腺手术一般取胸骨正中切口，有损伤胸膜的可能，为确保安全以选用气管插管全麻为妥。对于伴有呼吸道压迫症状的胸腺瘤患者，最好选择表面麻醉后清醒气管内插管，以免快速诱导后气管塌陷造成呼吸危象。麻醉维持如以吸入麻醉为主，其吸入浓度应根据患者血流动力学状况、麻醉深度和骨骼肌松弛情况予以调整。术毕静脉注射抗胆碱酯酶药物新斯的明和阿托品拮抗，但是神经肌肉功能的恢复延长。

三、术后处理

术后拔除气管导管必须具备下列指征：神志完全清醒，自主呼吸恢复，潮气量满意，咳嗽、吞咽反射恢复。

对于术前存在以下情况的患者，术后不必急于拔除气管内插管，可带管送入术后恢复室或ICU：①病程在6年以上。②合并与MG无关的慢性阻塞性肺疾病。③术前溴吡斯的明剂量48 h内超过750 mg。④术前肺活量低于2.9 L。

MG患者术后处理的重点在于排痰及呼吸支持，应持续监测呼吸功能，间断行血气分析。

胸腺切除术后可使患者对胆碱酯酶抑制药的敏感性发生变化，术后这类药物用量不足或过量均可引起危象发生，故应注意。

四、重症肌无力危象的处理

重症肌无力危象是指重症肌无力患者本身病情加重或治疗不当引起咽喉肌和呼吸肌严重麻痹所致的呼吸困难状态，重症肌无力危象分肌无力危象、胆碱能危象和反拗性危象三种类型。处理的原则是首先保持呼吸道通畅和人工呼吸支持，然后再仔细鉴别危象性质，采取进一步的处理。

(1)因重症肌无力危象患者的呼吸道分泌物较多，宜采用气管切开，利于吸痰。

(2)用依酚氯铵试验鉴别重症肌无力危象的类型，将10 mg依酚氯铵稀释到1 mg/mL，注射2～10 mg，如1 min内肌力增强，呼吸改善者为肌无力危象；如症状加重伴肌束震颤者为胆碱能危象；无反应者为反拗性危象。

(3)肌无力危象者立即给予新斯的明1 mg肌内注射，也可小心静脉注射溴吡斯的明1～2 mg。为预防毒蕈碱样反应，应用此类药物前先静脉注射阿托品0.5～1 mg。如症状不能控制则加用类固醇激素，采用短期大剂量疗法，停用激素应逐渐减量，以防症状反跳。

(4)胆碱能危象是由于使用胆碱酯酶抑制剂过量，神经肌肉接头部位乙酰胆碱积聚过多，突触后膜持续去极化，复极过程受阻，影响下一次神经兴奋向肌肉传导，从而导致呼吸肌麻痹。除肌无力外，还表现毒蕈碱样中毒症状(如恶心、呕吐、腹泻、大汗、瞳孔缩小、分泌物增加等)和烟碱样反应(如肌肉跳动、无力以及中枢反应如意识模糊、惊厥甚至昏迷)。一旦发生立即停用胆碱酯酶抑制剂，静脉注射阿托品1～2 mg，每30 min一次，直至出现轻度阿托品样中毒。解磷定能恢复胆碱酯酶的活性，并对抗胆碱酯酶抑制剂的烟碱样作用，故可同时静脉滴注，直至肌肉松弛，肌力恢复。

(5)反拗性危象的治疗主要是对症治疗，纠正通气不足。

无论何种危象，在治疗过程中都应注意改善患者的全身情况，若有水、电解质紊乱或酸碱失衡，尤其低钾血症，应采取措施及时纠正。

第三节　截瘫患者的麻醉

截瘫可由外伤、脊髓肿瘤等引起，该类患者早期手术处理对神经功能的恢复有良好作用。但此类患者麻醉非常棘手，尤其是高位段（$C_{1\sim4}$）截瘫患者。因此，正确掌握脊髓损伤后的病理生理，对麻醉的实施具有重要的指导作用，以便预防进一步损害和并发症的发生，使生存率明显提高。

一、截瘫的病理生理

当脊髓受到损伤、肿瘤、血肿、脓肿压迫后，可迅速发生水肿、缺血、栓塞及创伤后脊髓灌注减少等，严重影响脊髓功能。组织学研究表明，中央型脊髓损伤，出血可迅速向中央灰质波及，4～6 h可扩展至灰质外周，最后累及白质外层，导致不可逆性脊髓破坏。另外，损伤处有大量去甲肾上腺素堆积，可抑制脊髓神经生物电活动，并引起缺血痉挛等，均可加重脊髓组织的低氧和坏死。

一般脊髓完全缺血、低氧时限为45 min，在6 h内行椎板切除减压，多数患者可以恢复，24 h内尚有恢复可能，超过72 h往往神经功能较难恢复，争取早期手术是唯一恢复脊髓功能的措施。

二、术前病情的估计

该类患者伤情复杂，应注意以下几方面。

1.截瘫平面的高低

T_4平面以上尤其是$C_{1\sim4}$支配区域，截瘫患者多有严重呼吸功能障碍及头颈活动受限。此种患者麻醉插管时要避免颈椎的过度后仰，以免进一步损伤脊髓。

2.有无其他合并伤

如脑、胸及肝、脾损伤。

3.呼吸道有无梗阻

尤以外伤时多见，对于面部损伤、昏迷及胃潴留、头颅和颈部固定的患者，可造成气道不畅。

4.通气功能障碍

由于肋间肌麻痹、肺泡通气减少，潮气量可降低60%，C_4平面以上损伤的患者，还可出现完全性膈肌麻痹，膈肌松弛时，反常呼吸运动明显，呼气相胸腔容量增加，咳嗽无力以及血中β内啡肽水平增高，使呼吸冲动受抑制，分泌物迅速积聚，可导致肺不张和塌陷。

5.胃潴留

由于腹部或脊髓创伤等引起，此类患者喉反射往往不健全，易引起误吸，应插入胃管减压或应用西咪替丁等药物治疗。

6.神经源性肺水肿

其特征是肺血管明显充血，肺泡内出血、水肿液含有大量蛋白质，发病时间在伤后数分钟到48 h或更迟。为防止肺水肿，输血、输液应慎重，以尿量维持0.5 mL/(kg·h)为宜。有条件的插入中心静脉导管或Swan-Ganz导管测定肺动脉楔压。

7.血压及脉搏的变化

高位截瘫患者(T_4以上平面)，心脏缺乏加速冲动时，交感神经阻滞丧失代偿机理，容易产生低血压伴窦性心动过缓。尤其当体位变动、胸膜腔内压增加、失血时，危险性更大，应引起注意。

8.气管反射异常

一般患者刺激上、下呼吸道时可出现高血压，但该类患者由于呼吸肌麻痹，常有呼吸困难，又因交感神经张力障碍，故有心动过缓及低血压，易发生低氧，如较长的时间做气管内吸引，常加重低氧，故吸痰时应注意SpO_2的变化。若SpO_2低于90%以下，应停止吸引，及时供氧，若心率在50次/分以下时，应立即静脉注射阿托品0.3～0.5 mg。

9.体温

高位截瘫患者麻痹部位排汗和血管收缩功能丧失，患者不易维持恒温，手术时由于皮肤热量极易散失，应注意室温的保持及体温监测。

10.深部静脉血栓形成和肺栓塞

由于截瘫患者长期卧床，血液黏稠度增加，血流速度缓慢，易形成附壁血栓，当栓子脱落时可造成肺动脉栓塞，术中应严密监测，对术前已知有血栓者可加用滤网防止肺栓塞。

11.电解质的测定

因截瘫患者应用琥珀胆碱后，可使血钾升高而引起心搏骤停，尤其在瘫痪后3～8周的敏感期内，危险性最大。一年后，如病变不是处于进展期，则危险性降低，另外，与肌肉损伤程度和范围有关。血钾升高程度与应用量的大小成正比关系。血钾升高机理还不明确，可能与肌肉失神经支配后，肌细胞膜对离子的通透性发生变化，使整个细胞膜对琥珀胆碱的反应与运动终板的反应一样，导致对琥珀胆碱的敏感性增大，大量的细胞内钾离子逸出细胞外进入血流有关。用顺式阿曲库铵或阿曲库铵，或其他非去极化肌松药，如维库溴铵和罗库溴铵等效果良好。

三、麻醉

1.麻醉前用药

除已有明显呼吸障碍者外，全身麻醉应给阿托品0.5 mg肌内注射，口服地西泮10 mg或肌内注射阿片类药物等；局麻及硬膜外阻滞，口服地西泮10～15 mg或肌内注射巴比妥钠0.1 g。

2.麻醉选择

应根据患者具体情况及截瘫患者麻痹平面的高低而定，全身麻醉诱导时肌松药禁用琥珀胆碱，可用非去极化肌松药，麻醉维持可采用静-吸复合方法。一般T_6平面以下患者可选择连续硬膜外阻滞，首次药可应用1.6%利多卡因溶液，但药量宜小，麻醉平面不宜超过T_4. 再次用药可追加0.25%丁哌卡因溶液5～7 mL或0.375 g、罗哌卡因溶液7 mL，然后可将导管拔除，以避免手术时切断而发生意外。

四、注意事项

1.气管内插管

高位截瘫患者气管内插管时，头不宜后仰，因颈椎伸展可使脊髓受压而加重损伤的危险，一般采用患者能够耐受的头位充分张口下插管，纤维支气管镜引导插管或视频喉镜的应用可能更有利于这类患者保持原来的头位。近年来，也有用喉罩替代气管内插管。

2.体位

切忌突然翻身，应保持头颅牵引的合理位置。

3.呼吸支持

术后呼吸恢复不满意或高位截瘫患者，应用通气机支持呼吸 6～24 h，必要时可继续应用 7 d，后可改用鼻插管或气管切开，但应注意雾化及吸痰时严格无菌操作，以防肺部并发症发生。

第四节　肥胖患者的麻醉

近年来，随着经济发展，饮食结构改变，我国的肥胖人数日益增多。肥胖对人类的健康危害很大，其引起的相关疾病患病率逐年增加，如心血管疾病、糖尿病、关节炎、胆石症和肿瘤等。肥胖可引起呼吸、循环等系统一系列病理生理改变，使心肺储备、机体代偿及应激能力下降，从而使麻醉处理难度及危险性增加，容易发生麻醉意外，且手术及术后并发症病死率增加。

一、肥胖患者的麻醉特点

(1)肥胖患者呼吸储备功能相对低下，功能余气量(FRC)减少，患者手术和麻醉需取仰卧位，麻醉后功能余气量进一步减少，故加大通气量、有效的控制呼吸对肥胖患者围手术期低氧血症的预防是很有必要的。

(2)肥胖患者患高血压的风险高，循环血量、心排血量随着体重和氧耗量的增加而增加，心排血量的增加主要靠增加每搏量来实现，而心率正常或稍低。肥胖人每搏量增加显著降低了心血管储备功能，增加围手术期的风险。

(3)肥胖患者常并发非胰岛素依赖型糖尿病，另外很多患者血脂增高，极易导致重要器官的小血管硬化，尤其是冠心病的发生，增加围手术期血压波动的风险。

(4)肥胖患者腹内压增高，禁食状态下的肥胖患者仍有高容量和高酸性的胃液，麻醉诱导期误吸及吸入性肺炎的发生率均高于非肥胖患者。

二、麻醉前准备与处理

(一)麻醉前访视

肥胖患者麻醉前评估除详细了解病史及体检外，应着重了解呼吸和循环系统的问题以及注重插管困难度的评估与准备。

(1)肥胖患者麻醉无论选择何种麻醉方法,都要进行插管困难度的评估与准备,因为即使行非全身麻醉时,也有可能出现呼吸道并发症需要紧急插管,充分的插管困难度评估与准备对于肥胖患者的围手术期安全具有举足轻重的作用。评估内容包括头后仰度、枕寰关节活动度、颞下颌关节活动度、舌体大小、张口度等,有无颈部、口腔、咽喉部手术史。

(2)了解患者呼吸道通畅程度,询问与麻醉和手术有关的上呼吸道梗阻、气道暴露困难史及睡眠时有无气道阻塞的症状(有无夜间打鼾、呼吸暂停、睡眠中觉醒以及日间嗜睡等),以明确患者是否伴有阻塞性睡眠呼吸暂停综合征(obstructive sleep apnea syndrome,OSAS)及其严重程度。术前力求要明确诊断和全面评估,必要时可暂缓手术,做必要的检查或请相关科室会诊,以保障患者围手术期的安全。

(3)肺功能检查、动脉血气检查以及屏气试验等,以判断患者的肺功能及其储备能力。术前动脉血气基础值的测定有助于判断患者的CO_2清除能力,有利于指导术中和术后的通气治疗以及术后对拔管困难度的预测。

(4)详细询问患者有无高血压、肺动脉高压、心肌缺血等的病史或症状。常规心电图检查有助于发现心室肥厚、心肌缺血等,但漏诊率高达60%以上。必要时可建议患者行动态心电图、心脏彩超等检查。肺动脉高压最常见的表现为呼吸困难、乏力和昏厥。这些都反映患者运动时CO_2不能相应增加。心脏彩超发现三尖瓣反流是诊断肺动脉高压最有价值的指标。胸部X线片检查也有利于发现可能存在的肺疾患和肺动脉膨出征象。严重肺动脉高压的患者需进行肺动脉压监测。

(5)询问患者入院前6个月内及住院期间的用药史,尤其应关注是否服用减肥药物以及采用其他减肥治疗措施等。部分新型减肥药具有一定的拟交感作用和(或)内源性儿茶酚胺耗竭作用,使患者在麻醉诱导和维持中循环功能的变化难以预料,出现严重低血压或高血压的可能性增加,对麻黄碱等常用血管活性药物的反应性明显降低。麻醉医生对这类药物的药理学特性应十分了解,术中使用血管活性药物可考虑使用去氧肾上腺素等受体作用更单纯而明确的药物。必要时可暂时推迟手术时间,以进行进一步的检查和内科治疗。

(6)必须了解空腹血糖、糖耐量;如果发现有糖尿病或酮血症时,应该在手术前给予治疗。此外还应询问患者是否有食管反流症状。

(7)告知患者围手术期呼吸系统相关并发症的发生风险。包括清醒插管,术后拔管延迟,呼吸机辅助呼吸,甚至气管切开的可能性。

(二)麻醉前用药

(1)肥胖,尤其是重度肥胖对各类中枢抑制药物敏感,术前应用镇静药物、麻醉性镇痛药物发生上呼吸道梗阻的可能性增加,术前应慎用。已有研究表明盐酸右美托咪定可安全用于肥胖患者清醒气管插管达到镇静镇痛的要求,但其负荷剂量要根据患者去脂体重来计算,否则,易出现低血压、心动过缓等不良事件。

(2)术前应给予足量的抗胆碱药物,比如阿托品、东莨菪碱或者是长托宁,尤其是需要清醒插管的患者。

(3)肥胖患者易发生胃内容物反流,因此麻醉前应给抑酸药(H_2受体阻滞药),以减少胃液,提高胃液的pH。但常规应用可能会增加术后感染的风险。术后伤口感染发生率高,需预防性使用抗生素。

(4)病态肥胖是术后急性肺栓塞的一个独立的危险因素，建议围手术期应用低剂量的肝素到术后完全活动，以减少深静脉血栓及肺栓塞的发生。

(三)麻醉前准备

除进行常规麻醉设施准备外，任何用于肥胖患者的术中、术后管理设备都必须适合于肥胖患者的特点。呼吸机、麻醉机、气管导管等设备的型号必须适当。此外，应特别准备气管插管困难所需的用具，如氧气面罩、口咽通气道、鼻咽通气道、导管芯、枪式喷雾器、多种型号的喉单、各种型号的咽喉镜片及纤维支气管镜等。

三、麻醉方式选择

对于麻醉医师来说，肥胖患者麻醉最困难的问题是气道管理。肥胖患者全麻和手术后易发生呼吸功能紊乱已很明确，而且肺膨胀不全的发生率明显高于非肥胖者，术后 24 h 内常无显著改善。因此对于肥胖患者的麻醉选择主要从以下几方面进行考虑。

(1)如果能满足手术需要，椎管内麻醉、神经阻滞麻醉应作为首选。椎管内麻醉时穿刺难度较大，腰麻时麻醉平面也难以预测和控制，大剂量的椎管内阻滞药物会引起患者较广的交感神经阻滞，并且带来呼吸管理的一些问题，故腰麻药量应减少；近年来由于采用周围神经刺激仪辅助定位，提高了神经阻滞的成功率和麻醉效果。

(2)硬膜外阻滞复合气管插管采用浅的全身麻醉行上腹部手术对重度肥胖者甚为适应，不仅可减少术中辅助药的用量，而且硬膜外阻滞还可用于术后镇痛，对预防和减少术后肺部并发症有益。

(3)某些手术，比如脑科手术、口腔、耳鼻喉手术等不适合神经阻滞及椎管内麻醉的手术必须选用全身麻醉时，麻醉实施前应充分评估面罩通气、气管插管困难度，抬高上半身和头部，即斜坡位可改善直接喉镜的窥喉视野，提高插管的成功率，可采用充分表麻下纤维气管镜或清醒气管插管。

四、围手术期的麻醉管理

(一)围手术期监测

(1)肥胖患者无论行全身麻醉或者是椎管内麻醉或神经阻滞麻醉时，均应常规监测心电图、SpO_2、无创血压，当过度肥胖患者上臂周径过大使无创血压无法测量时，应选择有创动脉血压监测。

(2)全身麻醉患者，除了上述常规监测外，应监测呼气末 CO_2，较长时间手术或者手术较大时，应监测血气分析、有条件者可行 BIS、肌松监测，调节麻醉深度，避免药物过度蓄积。

(3)对于某些较大手术或合并心脏疾病的患者，可行中心静脉置管监测中心静脉压，另外肺毛细血管楔压(PCWP)监测便于术中和术后液体管理。

(4)术后仍应密切监护，根据手术大小、患者恢复情况确定术后监护时间，询问患者有无呼吸困难，及早发现呼吸道并发症并及时处理。

(二)围手术期麻醉处理

1.区域阻滞麻醉

(1)肥胖患者区域阻滞麻醉时,药量应酌减。需行蛛网膜下隙阻滞时,用药量大概是正常人用量的2/3,注药后密切关注麻醉阻滞平面,及时调节,避免麻醉平面过高。阻滞平面超过T_5水平,则可产生呼吸抑制,对伴有呼吸系统疾病的肥胖患者,影响更大。高平面阻滞时,可能导致心血管功能抑制,这种抑制可能在牵拉腹膜时突然加重,患者同时也会出现打哈欠等其他症状。

(2)肥胖者的腹内压较高,下腔静脉血易被驱向硬膜外腔静脉系统致硬膜外腔静脉丛怒张,硬膜外穿刺时易致硬膜外腔出血。术后应及时观察和随访患者下肢活动情况,避免出现硬膜外血肿引起的严重后果。

(3)肥胖患者因V/Q的失调、体位对肺容量的影响,易发生低氧血症。因此无论采用何种麻醉方法,麻醉期间均应吸氧。

2.全身麻醉

(1)麻醉诱导和气管插管:清醒插管还是诱导后插管应详细评估、慎重考虑后做出选择,主要取决于事先估计的困难程度及麻醉医生的技术水平。对面罩通气困难、预计插管困难的患者应选择清醒气管插管。插管前应充分吸氧、应用适量抗胆碱类药,镇静镇痛药物应慎用,在完善表面麻醉下进行气管插管。

纤维支气管镜引导下完成插管更容易被患者接受。如果选择全麻诱导下插管,应预先吸氧去氮充分氧合,将患者的头、颈部适当垫高,呈头高斜坡状,使下颌明显高于患者的胸骨水平,诱导后置入口咽或者鼻咽通气道,保持呼吸道通畅。肥胖患者氧的储备量较少,因此对肥胖患者施行快速气管插管操作应尽量在2 min内完成。气管插管操作时,应采用呼气末CO_2分压监测,可早期发现导管误入食管。

(2)麻醉维持:吸入麻醉药七氟醚和地氟醚的血中溶解度较低,这可加速麻醉药的摄取和分布以及在停药后更快地恢复。

由于挥发性麻醉药很少在脂肪组织中分布,并在停药后能很快排出体内,故病态肥胖患者非常适合使用挥发性麻醉药。阿片类及巴比妥类静脉麻醉药可积存于脂肪而延长药效,如肥胖患者的硫苯妥钠消除半衰期较非肥胖者延长5倍。但芬太尼消除半衰期在肥胖患者与非肥胖患者之间并无差异。肌松剂以阿曲库铵较为理想,如阿曲库铵1 mg/kg的作用时间在肥胖患者与非肥胖患者相似。

应用肌松药最好持续监测神经-肌阻滞程度,尽量使用最低有效剂量,以避免术后神经-肌阻滞残余效应。

(3)麻醉恢复与转归:肥胖患者全麻术后拔管或者是带管送ICU需要根据术前评估状态、手术因素、术毕恢复情况等综合评估,权衡利弊,保证患者安全。

1)术后拔管:对于决定术后拔管的患者,应注意肥胖特别是阻塞性睡眠呼吸暂停(OSA)的患者拔管后发生气道阻塞的危险性显著增高。患者自主呼吸时产生明显的气道内负压,因而负压性肺水肿的发生率也显著增加,这种负压性肺水肿的患者通常需要重新插管。因此,拔管时患者应处于完全清醒的状态并且排除肌松残余的可能,拔管时应常规准备口咽通气道或鼻咽通气道,并做好重新插管以及紧急气道处理的准备。

2)术毕带管送 ICU:肥胖患者行口腔、咽喉部、颈部手术后,口腔、咽喉部及颈部的组织、气道水肿会使患者出现呼吸困难,再次插管困难度增加,该类患者术后应带管送重症监护室,甚至较大手术行气管切开度过危险期。另外肥胖患者行其他部位手术后,呼吸、循环功能影响较大者,也应送 ICU 改善呼吸循环状态稳定后再拔管。

3)术后镇痛:利于患者咳嗽及深呼吸,并可有效地改善低氧血症,预防肺部并发症。采用 PCA 经静脉给予阿片类药物,通常情况下是安全、有效的,但对伴有低通气综合征(OHS)的患者有较大的危险。如果手术前已放置硬膜外导管,可经硬膜外导管给局部麻醉药或含阿片类药物的局部麻醉药镇痛。肥胖患者硬膜外镇痛所需的局部麻醉药或阿片类药物的剂量与正常体重患者所需用量相似。由于肥胖患者呼吸道管理困难,而硬膜外阿片类药物镇痛可能出现延迟性呼吸抑制,故更需要在严密监护下进行。

(4)术后并发症及其预防:肥胖患者应着重预防可能出现的并发症,并做到严密监护,及时处理。

1)低氧血症:肥胖患者术后易发生低氧血症,腹部手术后低氧血症可持续 3～4 d,故术后 4～5 d 内应持续氧疗,并进行 SpO_2 监测。如循环稳定,协助患者取半卧位或坐位可改善肺功能,减轻低氧血症。

2)肺部并发症:施行上腹部或胸部手术的肥胖患者,伴有呼吸系统疾病的肥胖患者,伴有 OHS 或匹克威克综合征的患者,术后容易发生呼吸系统并发症。对这些患者术后最好是有选择地送入 ICU,以便早期发现病情变化,积极进行预防及治疗,如吸入湿化气体、尽早进行胸部理疗、合理供氧,以及在护理人员帮助下早期活动等。

参考文献

[1]陈齐，崔彦虎，费寿军，等.实用临床麻醉新技术[M].郑州：河南大学出版社，2020.

[2]邓曼丽，何丽.麻醉护理危重及特殊病例荟萃[M].北京：科学出版社，2020.

[3]方华，刘雪，孙仁波.临床麻醉基本知识与技术进展[M].上海：上海交通大学出版社，2017.

[4]付会莉，刘波，陈靖宜，等.现代麻醉要点及围手术期处理[M].长春：吉林科学技术出版社，2019.

[5]高青，等.外科手术麻醉与病理诊断[M].昆明：云南科技出版社，2016.

[6]郭瑜，等.临床麻醉应用与病例分析[M].郑州：河南大学出版社，2022.

[7]何巍，逯家宇，陈枝.临床外科与麻醉[M].汕头：汕头大学出版社，2022.

[8]华薇，张转运.麻醉恢复室实用护理手册[M].南京：东南大学出版社，2023.

[9]黎嘉雅，易星，屈岩松，等.现代疼痛治疗学与临床麻醉技术[M].郑州：河南大学出版社，2019.

[10]刘进，熊利泽.麻醉学[M].2版.北京：人民卫生出版社，2022.

[11]孟剑.临床麻醉与疼痛诊疗学[M].上海：第二军医大学出版社，2014.

[12]申乐，许力.协和麻醉医疗手册[M].北京：中国协和医科大学出版社，2023.

[13]孙进武.实用临床麻醉学[M].上海：上海交通大学出版社，2018.

[14]唐小平，杨君萍，崔守勇，等.麻醉技术应用与临床[M].北京：科学技术文献出版社，2018.

[15]王铭，柳钧，梁欣，等.现代麻醉技术应用[M].赤峰：内蒙古科学技术出版社，2021.

[16]魏丕红，等.实用麻醉学基础与临床[M].上海：上海交通大学出版社，2018.

[17]武广想.临床麻醉基础与麻醉要点[M].延吉：延边大学出版社，2023.

[18]杨明军，等.精编实用临床麻醉常规[M].上海：上海交通大学出版社，2019.

[19]张惠艳，陆锦玉，魏素芹，等.现代临床麻醉学[M].上海：第二军医大学出版社，2014.

[20]朱广勇，周传印，王波，等.外科常见病手术治疗与麻醉[M].青岛：中国海洋大学出版社，2023.